思想觀念的帶動者

文化現象的觀察者

本土經驗的整理者

生命故事的關懷者

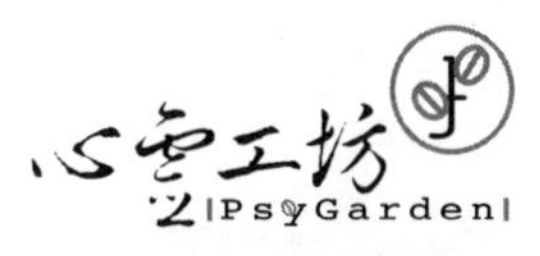

SelfHelp

顛倒的夢想，窒息的心願，沉淪的夢想

為在暗夜進出的靈魂，守住窗前最後的一盞燭光

直到晨星在天邊發亮

FROM ANXIETY TO MELTDOWN

我不是故意發脾氣

How Individuals on the Autism Spectrum Deal with Anxiety, Experience Meltdowns, Manifest Tantrums, and How You Can Intervene Effectively

認識與因應自閉症者的焦慮與崩潰

黛博拉・利普斯基
Deborah Lipsky

鄭玉英——審閱　殷麗君——譯

目錄

推薦序

多年來，我的生命像極了灰姑娘的南瓜馬車，穩定的狀態總是有時限的。一天中可能前一刻還好端端的，但不知道為什麼、在某些時刻，就會忽然出現動物般本能的怪獸模式，出現劇烈的失序行為（尖叫、自殘、爆哭、啃咬、抽蓄、撞擊、狂奔），變得喪失語彙、無法溝通、失去控制，甚至具有攻擊性。

經過多年的經驗、探詢與反芻，讓我理解到不能期待哪個專家、大師來解決我的「怪病」，而是學習和醫生合作、信任身邊的人，進而建立生活的穩定架構，以便辨識出焦慮值升高與發病前的預兆，並及早轉換狀態；或是盡快逃離不舒服的壓力源、或是盡早服藥鎮靜自己，或是採取能安撫焦慮的儀式性行動。而我身邊的人也摸索出一套因應的流程，避免製造更多的刺激。畢竟隨著年紀的增長，這些崩壞造成的身心衝擊不僅不會減少，還會變得越來越難以負擔。

我曾經試著用文字描述這些「發作」的當下：「我在下墜」、「我踩不到地」、「我濕透了」、「我在融化」，但從沒有人能真的給予回應，對於情緒性的描述我也總是摸不著頭緒且感到茫然。直到第一次閱讀這本書的時候，我才學到這個專有名詞：**「Meltdown」（崩潰）**，看到作者清晰地描述自閉症群體崩潰的神經系統機轉與內在歷程、兩種引發崩潰的方式（認知、感官），以及非常具體實用的處理指引，甚至極為明智地指出崩潰和亂發脾氣是兩碼子事，因應之道也完全不一樣。這些清晰地陳述和舉例讓我感動萬分，有如曙光乍現、遇上知己。因為這跟我多年（用血淚換來）的實務經驗有相當多的吻合之處。「怎麼不早點出版呢？」我心中吶喊著。

與本書的作者相似，我直到三十歲左右才被診斷為自閉症，同時有語言發展與表達的障礙。這個診斷對我來說如釋重負，彷彿從小到大各種各樣身心科的診斷和生活困境都有了統整的維度，也讓身邊的人比較有能理解與協助的方向。

我也和本書作者一樣幸運，在成長過程得到相當程度的保護和訓練，受到諸多師長的照顧，尤其是我的主要照顧者（媽媽），她既是個極為擅長教學、邏輯清晰的老師，也是個有條不紊、意志力堅強的人。在我國中以前，每天的作息都有清楚且仔細的時間表，讓我可以在完成一個時段的活動後去打勾確認，同時還有每一週甚至每個月的計畫表相輔助，這些清晰的生活作息支撐著我，讓我對生活的「劇本」有可以依循的安全感。

我非常同意作者在書中提及的三點，這也是我從諸多崩潰經驗中理出的頭緒：

1. 認識每個自閉症者的崩潰刺激因子非常重要，而這「非常」因人而異，需要在生活中實際的相處和觀察才能認出。當前數位化的生活讓這部分變得越來越困難，但唯有在理解刺激因子後，才能有效地及早介入。
2. 崩潰一旦發生，就會一路進行到耗竭才會停止。身邊的人最好的方式就是移除刺激因子、被動保護，等待這劇烈的狀態慢慢結束（不危及生命危險的狀態下）。語言溝通或試圖阻止大多沒有任何效果，甚至會引起更劇烈的反應。

3. 學習與崩潰同行，接受它不但是生命中的一部分，也會隨著年齡而有所變化。自閉症者也會經歷青春期、入社會、老化的各種生命環節。接納與同行會慢慢減少崩潰後劇烈難耐的羞愧感，甚至有機會培養出一種幽默的容納度。

「崩潰」是一個只能在經歷中實際體會的動態，無法用頭腦想像。我多年深受崩潰所苦，嚴重時甚至會絕望的躲在房間拿著聖水*往身上灑，彷彿我附了什麼魔，才會反覆出現這種見不得人的怪病。

期待光用一本書就解決崩潰是不太實際的。但透過這本書，相信能讓許多身陷崩潰深淵的辛苦人，以及相關的照顧者、專業人員等有一個新的視角可以著手，並降低許多不必要的災難。即便是一般讀者，也能從其中（神經系統的運作、大腦思維的差異，以及自我照護的措施）得到相當多的啟發。對此，我衷心祝福。

沈君霖（烏龜）

* 指祝聖過的水。依照天主教會的傳統，聖水通常置於聖堂入口處，讓教友能沾取劃十字祈求淨化心靈。

審閱序

首次發現這本書是在一個有超過萬人的自閉症家長網站上。我發現許多家長提到這本書，說書中資訊極有幫助。我好奇買來之後，還推薦給一位成年後才得診斷的碩士學生，他說「這書描述了太多的我」。

審校期間，我把部分翻譯稿給一位思想有深度、感官超敏銳的朋友試讀。她分享「讀完這書後，我今天一直躺在地上（背貼著地是讓我安定的方法之一），作了好多瑜伽，也想起很多事。很多難以言喻的過往歷歷在目。這本書能出版真好。我至今仍不能忘記自己反覆尖叫、崩壞、無法投入世界的漫長日子；還有多次被送醫、注射藥物、強迫大腦關機的無助時刻。這是外人很難想像的人生。」

我知道真的有不少人曾經這樣受苦，其中不乏優秀份子。

四十年前，社會對特殊需求兒童的認識還不成熟，這意味著現在四十歲以上的成年人在小的時候如果智力正常，他的過動、妥瑞（Tourette syndrome）或自閉症的狀況往往無法得到正確診斷，而在老師、家長的誤會中走過痛苦童年。現今特殊兒童的評鑑和教育都突飛猛進，但由於有高功能自閉症的這些孩子看來正常，甚至能力超前、成績優秀，他們實際有的問題在學齡前往往還不明顯，直到上小學後，遇到的挑戰和人際關係上的要求逐漸提升時，狀況才會逐漸展現。有些學習障礙在十歲以後才以雙殊（twice exceptional）狀態呈現，或以非語言學習障礙（non verbal learning disability）的現象被認出來。

有關本書核心之一：自閉症的崩潰（meltdown）現象並不常當成討論的焦點，這是因為崩潰是一種當事人當場失神、失控甚至失語，事後又非常羞愧不願回顧的特殊情況。崩潰發生時，身邊的他人也常受到驚嚇或產生厭惡，因此未能仔細回顧探討崩潰背後的強大焦慮。

作者利普斯基是一位有崩潰症狀的高功能自閉症者，她自身是救護專業人員，後來又進修拿到心理諮商碩士學位。基於其親身經驗的現身說法以及日後諮詢服務中的個案觀察，本書才能如此豐富和精彩、獨特。誠如作者所言，崩潰是自閉症者最擾人的一項行為，也有相當的危險性，因此寫了這本「小題大作」的專書，專注在崩潰這個主題的深入討論。

而筆者我從事心理工作執業已經超過三十五年，我非常關心這些兒時未被診斷而長大後帶有某些相關特質的成人。其中有不少人學業一帆風順，甚至於拿到高學位，但是往往無法在職場上成功、在親密關係和家庭角色上也有種種的不容易：研究生揮拳打了指導教授；某人類學博士在網路上與他國專家高談闊論，卻在生活上有許多侷限；高中生曾在房間裡宅居多日，直到電玩打完全部關卡，開門出來已經是滿臉鬍鬚，人也胖了許多、第一次返校考試數學卻是滿分，同學稱他為神。

這些人後來長大了，但卻無法去工作賺錢。有經濟能力的父母多半做了財務規劃，有些是兩老自己搬出去，讓孩子住在原處獨立生活。有一國外返台的博士發現開公車是適合的職業；一位在郵政窗口找到他的安適之所。這些故事都非常感動，也給了我不少啟示。

書中說明了自閉症者的問題來自腦神經，也就是他們先天的體質所導致，因此家長能及早認識更是必須的，這樣才能幫助這些在自閉症光譜上的孩子脫出俗套，及早在職場和生涯上面具有遠見。

至於自閉症者的崩潰行為，他們似乎也有機會隨著年齡增長，更能自我調適而有所成長。一位現在已經是特教專員的老師說：

> 我回想我國中時，曾有多次在下午全班打掃教室後，坐在自己靠牆的座位，頭猛撞旁邊的牆柱，或是窩在桌子下大哭。同學們大概已見怪不怪，不太會干擾我。現在……我應該會給當初的行為這樣的形容：那是我的生理神經反應凌駕在我的心智能力和社會化適應行為之上，那讓我無力管住這些行為，但很幸運地，我長大了、也成熟了，我的生理神經因對我對環境感知的理解，逐次逐步地成熟了。

這位老師是我心目中的英雄。

本書更有意思的地方在於，作者特別區分了崩潰和發脾氣的不同，這在自閉症兒童的教育端是很有意義的貢獻。由於崩潰場面常常非常嚇人，許多父母因而感到無助，甚至產生PTSD（創傷後壓力症候群）。崩潰也是擾人的，崩潰行為很容易激怒父母並讓雙方產生對立與衝突、親子雙方有時還會暴力相向。

碰到孩子崩潰或發脾氣的父母常常感到無助，也很難在面對狂風暴雨崩潰中還要擔起管教和紀律的角色，因此二者的區分和提醒對家長格外重要。

正在養育兒少的家長多半還在偶發的水深火熱當中隨之起伏，在崩潰的暴風歇息之後，若能嘗試幫孩子將那經驗化成言語（verbalize）並討論如何預防下一次發生，對自閉症光譜的孩子的確有很大的幫助，因為當他們認知超載（cognitive overload）、大腦卡住時，就只能尖叫、踢打、身體捲曲……，若能於事後回顧述說，這些孩子才有機會從經驗中累積出成長。

不過，討論自閉症的焦慮和崩潰並不代表行事就可以不負責任，當事人還是得隨著年齡漸增，一點一點地練習自我調節的方法和策略。這時身邊人若能了解自閉症的神經系統為他們生活上所帶來的挑戰，並留意協助控制焦慮源、減少他們情緒觸發機會就是功德無量。

又，書中說到老師和家長在個案的崩潰和發脾氣的判定上常有差異，這一點十分耐人尋味，因為這些差異也是影響親師合作、甚至有時是影響夫妻聯手品質的因素。

本書非常適合家長，也適合家人和師長共同閱讀、分享經驗之異同，進而相互支持、共商對策；甚至連豬隊友都能成為神救援，以上種種就是本書出版的最大意義。

鄭玉英

寫於懷仁全人發展中心

前言

我在二〇〇五年被診斷出高功能自閉症後不久，便為緬因州的自閉症協會創建了一套訓練課程，提供醫院急診病房的工作人員應用，以避免自閉症類群患者的崩潰狀況。二〇〇八年，在協力作者的幫助下，我為這套訓練課程添加詳細的說明，整理成緩和崩潰狀況的指導手冊，並在二〇〇九年由傑西卡·金斯里出版社（Jessica Kingsley Publishers）發行，書名為《處理崩潰：使用 S.C.A.R.E.D. 鎮靜技巧來應對自閉症兒童與成人》（*Managing Meltdowns: Using the S.C.A.R.E.D. Calming Technique with Children and Adults with Autism*），那本書的目的是作為崩潰期間用來緩和狀況的實用手冊。它以簡單易讀的格式，提供如何緩和不斷升級的崩潰的相關策略，包括什麼該做和什麼不該做。我用一種普通人可以理解的語言來設計安排那本書，適用對象是第一時間的反應者，例如員警、救護車工作人員、教師及其助教、保姆，以及基本上任何目睹升級過程的照顧者。那本書對自閉症譜系中的有口語及無口語個體都有幫助，無論其嚴重程度如何。我的第二本書——也就是本書——則類似是崩潰指導手冊的「前傳」，因為它將「深入詳細地說明焦慮在崩潰、災難性反應和各種行為中所扮演的角色」。它收集了從前一本書沒有提及的內容，解釋我們行為舉止的原因，以及作為讀者的你該如何更理解是什麼激發了我們的焦慮。

自從開始舉辦研討會以來，我總是利用下午時段的課程專門講解崩潰、鬧脾氣及各類行為，以及如何識別它們的觸發因素、發作情況，和有效處理它們的方法。從那以後的每次研討會上，出席者都強烈敦促我寫一本關於這個主題的書，他們認為這會有很大的幫助，主要是因為我有辦法描述出自閉症個體狀況開始升級時頭腦中所發生的事。本書將透過真正的專家——一個自己也有自閉症的人，為各位提供得以一瞥自閉症個體思維過程的難得機會。我在做行為諮詢時，充當的是「解譯者」的角色。我觀察導致個體爆炸行為的環境。身為自閉症者的我，「收集」各種未被識別出的環境觸發因素。我專心傾聽那些直接與個體共事者轉述的口頭互動。如果這些指示對我來說是模糊或令人困惑的，那麼自閉症孩童也會有同樣的感受。我對自己所身處的環境也有許多類似的困難，因此更能感同身受非自閉者可能未識別出的壓力源。雖然所有自閉症個體都非常不同，但我們具有許多相同的特徵，這些特徵將我們這些自閉症光譜的人聯合在一起。

儘管我擁有教育和諮詢碩士學位，但我無法獨立生活。我對於日常生活技能以及許多安全問題的執行功能技巧很差。例如，我對疼痛的耐受性太高，會使另一個人無法動彈的疼痛，我卻無法察覺其嚴重性。過去，我有時會受到危及生命的傷害和／或疾病，但如果不是家人或朋友拉著我去醫院，我就不會在這裡寫這本書了。我們將研究疼痛閾值在災難性反應中是如何扮演重要而危險的角色，以及為什麼自殘行為——像是撞擊頭部和咬傷自己——似乎不會立即引起個體的不適。

我在確診自閉症之前，曾有過突發爆炸性行為的歷史，我會在事情沒有按計劃進行時，或為了對一般的旁觀者來說不重要的小事，出現誇張的反應。這些「反應」實際上是未被識別出的崩潰。我經常被告知要「冷靜下來」或「成熟一點，不要鬧脾氣了」。我記得這些話總讓我感到非常沮喪，因為當我狀況開始持續下滑時，會變得無法自我調節和控制我的行為。我就好像被自己的思想所挾持，在狀況升級時，我越是試圖讓自己平靜下來，大腦就越開始當機。

確診之後，得知自閉症是造成這些「爆發」的原因，讓我有點確認自己是無辜的。我閱讀了所有能找到的有關崩潰主題的書，這些書說實在不是太多，我深感失望。我讀過的書總將崩潰與鬧脾氣混為一談，並推薦行為糾正或甚至是懲罰性的對應方法，將崩潰誤導為一種故意的操縱行為。也有書籍聲稱自閉症個體應該學會適應所有環境就對了。沒有人準確地解釋是什麼驅使我們異常強烈的反應，也沒有人建議照顧者應該了解我們是有侷限性的，因為儘管採取脫敏等介入措施，但某些事情我們就是無法克服。目前認為自閉症是一種可怕疾病的看法，以及推動讓自閉症兒童「正常化」的作法，掩蓋了這樣的一個事實——我們沒有疾病，我們只是不同，我們無法成為主流社會所期望的「正常」。由於我們神經處理上的差異，感官問題、溝通、語言障礙，這些全都造成有時不可逾越的障礙。

在本書中，我們將研究自閉症者的焦慮是如何與生俱來的；焦慮是我們個性的一部分，而不是應該主動用藥去除或脫敏的東西。我們將確認有哪些觸發因素將導致焦慮程度升高到我們無法控制的程度。有許多形式的行為，如哭泣、尖叫、逃跑、攻擊或與周圍的人完全隔離，可能是鬧脾氣，也可能是崩潰的本能反應。本書將提供各位區分崩潰和發脾氣的關鍵，以及更重要的，如何有效地處理它們。如果你使用崩潰策略處理鬧脾氣，可能會獎勵到不良行為，然而用鬧脾氣或應用行為分析（Applied Behavior Analysis, ABA）的懲罰措施對待崩潰者，則會造成更多的痛苦，而且無濟於事。有時，出於善意的照顧者試圖避免崩潰的不當策略，反而可能讓鬧脾氣的模式得以確立。本書將討論在處理各種行為時常犯的一些錯誤，以及怎樣才是更好的處理方法。我們將深入介紹崩潰和避免它們的方法。我們也會探討許多造成困難的問題，例如身兼多份工作的單親父母照顧自閉症孩兒童和其他非自閉兄弟姐妹的困境、生活在教養院的自閉症個體因成員不斷流動所造成的行為，以及看牙醫或醫生、父母離異、搬家等等。雖然其中一些問題無法立即解決，但我會讓各位對我們在這些環境中的需求有更清楚的認識。

本書將解釋為什麼我們對看似微小的變化有如此強烈的反應，並為處理這些問題提供重要的有效策略，希望對所有父母、照顧者或專業人士有所幫助。對於那些自閉症光譜上的人，這本書會提供你所需要的肯定，那就是：我們不是「為了引起注意」，也不是故意做壞事。瞭解和辨識出你自己的個人觸發因素，將大大有助於你制定計劃來避免無從減免的焦慮導致你的崩潰。對我來說，自閉症不是一種疾病，而是一種文化差異，我們應該學會在共生關係中共存，而不是順應現今的趨勢，強迫自閉症者遵從本質上陌生的社會。雙方都需要找到共同點；當我們越瞭解彼此的差異，以及這些差異是如何影響我們的思維過程，就越容易彌合自閉症和非自閉症群體之間看似巨大的鴻溝。

| 第一章 |

透過我們的眼睛看世界

如果你要想充分理解為何我們對於似乎微不足道的日常紛擾會有如此強烈的負面反應，就必須先了解自閉症人士是如何感知這個世界的。本書將從自閉症者的觀點，來看待他們每日面對的核心「問題」。其實我不是很想稱之為「核心問題」，因為聽來總感覺有點負面。我們不妨將這些問題視為「核心性格特徵」（core character traits）吧。重要的是，各位讀者對「自閉症」這個名詞不應有所誤解，才有可能真正領略本書所提供的見解。在電視或媒體上，自閉症大多有著負面的連結，像是「疾病」、「失調」、「終身的負擔」等等，還有一種，也是我覺得最有趣的——「流行病」。許多人對於自閉症者的刻板想像是：一個不會說話的小孩，蜷縮在角落不斷搖晃身體、拍手，一被人要求做什麼事的時候，就開始尖叫大哭。像是高功能自閉症和亞斯伯格症候群患者，這群看起來「正常」，但確實有其侷限性和特殊需求的人，社會並沒有完全接受他們的存在。在學校體系中尤其如此，許多家長向我感嘆，他們的孩子雖然被診斷出自閉症，但卻不被視為「自閉症者」，因為他們的學業表現良好，因此不會特地為其提供安全學習環境所必須的合理設施。當學校裡出現「行為問題」來找我諮詢時，我發現這些行為的直接肇因，往往出於不理解孩子的特殊需求，以及對於自閉症真相的錯誤認知。

新聞報導會描述父母所面對的艱鉅障礙，或是企圖尋找阻絕自閉症蔓延的療法等等。時不時就會出現一則報導，揭露某位自閉症者的某項驚人壯舉，這比較像對世人呈現一種反常現象，而非對自閉症光譜上所有個體的天賦和能力給予真實的評量。彷彿有一種近乎強迫症的驅力想要清除這些孩子身上的自閉症特徵，這樣他們才能表現「正常」，並成功地融入社會。對於一個擁抱多元的文化而言，單單將自閉症視為某種必須從世界上根除的東西，是會產生反效果的。自閉症與其說是一種疾病，不如說是一種文化差異。自閉症者人數正在急劇上升，也許有一天，我們的人數會超過非自閉者。

我常常告訴聽眾，自閉症者就像老虎一樣。適合老虎的自然環境是叢林，牠們在那裡能開心展現符合天性和本能的行為。你可以將我們放到馬戲團，訓練我們跳圈圈——期待老虎適應一個不屬於牠們的環境。但老虎始終是老虎，有天生的本能，充其量只可以被壓制或沉睡一陣子，隨時可能突然爆發。若老虎這樣的野生動物無預警忽然撲咬或攻擊馴獸師，實在不須感到驚訝。人們期望透過大量的干預，讓自閉症光譜上的孩子們適應一個違反他們自然「本性」的陌生世界，因此，毫無意外，在非自閉症的旁觀者看來，他們的哭鬧、崩潰和不良行為是突然「爆發」、毫無道理可言的。了解我們自閉症者思考過程（thought processing）的差異，將有助於讀者預測，在儘管已進行最佳的行為計畫和干預的狀況下，某些外在影響仍有可能造成極端的反應。

自閉症是演化過程的一部分嗎？

為何自閉症者人數不斷增長呢？為了確保生存，所有物種都必須進行自我調適。會不會大自然正在嘗試一種新實驗，藉由混合自閉症與非自閉症者的特徵來創造一個新人種，以確保人類的生存呢？你能否想像，一個人們心口如一、充滿誠實與真相的世界呢？我們的世界正處於滅絕邊緣，恐怖份子、激進極端人士充斥，對濫用地球自然資源漠不關心。在未來的幾代人身上，那些混合了自閉症和非自閉症的性格特徵，或許正可以確保我們這個物種的延續。導致人類滅絕的，可能正是人類的情感。如果你不相信這個觀點，不妨回頭看看美國五〇年代的生活，以及與共產世界的冷戰。

我還記得 一九六六年時，因為預測「紅軍」（蘇聯）可能發射原子彈而進行的空襲演習。社會對大規模滅絕的恐懼，嚴重到影響了人民的每一根神經。人們開始在自家建造防空洞、雜誌廣告迎合核戰自救措施的需要、孩子們在學校接受如何在核浩劫中倖存的教育和訓練。蘇聯和美國同時開始製造大規模殺傷性武器，純粹只出於恐懼對方會發動攻擊。我收集了許多美國冷戰時期的物品，包括各種增加在襲擊下倖存機率的宣傳手冊、廣告和小飾品。邏輯和理性難敵原始的情緒化恐懼。難怪那個時代的孩子們到了一九六〇年代成為青少年時，會用那句著名的口號「做愛不作戰」來反抗權威。

我之所以收集這些物品是因為想了解：為何非自閉症者和情緒奴隸有時比自閉症者有更嚴重的缺陷。這些在原子戰爭中對個人沒有任何幫助（儘管他們聲稱可以）的物品，看起來真的很滑稽，但人們的情緒模糊了邏輯，就是會購買這些物品來緩解焦慮。當時的麥卡錫聽證會（或獵巫）全憑道聽途說而非確鑿的證據，起訴了眾多無辜的人（包括許多名人在內），指控他們是共產主義的同情者。許多人的職業生涯因此永遠被摧毀。這在一個由自閉症者主導的社會中，永遠不會發生。

如果每個人都謹守自己的劇本，舉例來說，航空公司總是準時出發，或誠實並及時地宣佈延誤，我們的世界會是什麼樣子？我因為演講走遍全國各地，所以經常搭乘飛機。在登機口等待登機，發現明明已經超過起飛時間，但螢幕上仍然顯示原先預計的不正確時間，這種經驗總是讓人沮喪。若你向登機口櫃檯的航空公司人員詢問新的起飛時間，答案通常會是不知道。你想得知延遲的大概範圍，但收到的卻是一句精心排練過的簡短回覆，冷淡而無情。總是有人應該知道吧，不是嗎？

空服員在飛行前進行簡短安全說明時，如果能別再說在水上著陸的情況下（殘酷誠實地說出真正的意思吧……就是墜機），座墊將可兼作漂浮裝置，而是清晰簡潔地說明該如何使用降落傘和打開窗戶作為緊急出口，是不是比較合理？一個以自閉症者為主的社會，會在飛行前熟悉緊急逃生程序。如果你是一個不熟悉這些關鍵知識的倒霉乘客，與你同行的自閉症乘客可以隨時告訴你這些正確的疏散程序。為了盡量減少此類災難事件的傷亡率，自閉症社會將設計出可滿足我們所有需求的飛機，並預想好包括災難在內的每一種場景的劇本。基本邏輯會告訴你，對於一架可容納兩百三十多人的飛機來說，四個緊急出口只能提供僅僅九十秒的逃生時間，這和缺乏足夠救生艇來容納所有乘客的鐵達尼號沒什麼兩樣，令人毛骨悚然。為了提高生存機率，自閉症者設計的飛機將考慮所有可能發生的事故（因為我們有為所有意外況狀編寫劇本的需求），來加強飛機的特殊結構，讓每位乘客都有平等的機會來打破身亡機率。我不斷對於乘客眾多而逃生口卻如此之少這件事，對非自閉症者提出質疑，但我得到的答案總是：「你不可能擔心未知，所以別去想它就好了。」當我問同行的乘客，如果即將發生墜機事故，他們會怎麼做時，絕大多數人的回答都是：「嗯，我會把頭放在兩腿之間，就此永別囉。」

我要在此挑戰你們，想一想哪種人才是真正有缺陷（disability）？哪一種人比較糟糕？是僅僅因為想到災難就造成情緒困擾，無法為意外做好計劃，甘願死在一團熾熱火焰中的人？或者針對墜機進行分析，並提出可行方法來增加在事故中的生存率，甚至不吝於用「閒聊」的方式來吸引鄰座興趣，分享這些知識的人呢？相信我，如果我在機場向其他等待的旅客提起墜機場景的劇本，一定會被當作瘋子，但如果飛機真的往下墜的那一刻，我站起來說自己知道如何提高大家的生存機率時，我敢打賭我會被視為救世主。

劇本的重要性

我們有讓一切都遵循劇本（預先設定好的事件進行模式）

的需求，即使是最平凡的日常生活技能也是如此，包括像是穿衣服或刷牙，這對於局外人來說似乎難以置信。例行公事和儀式支配著我們的所有活動。我將在第四章中對此進行更多闡述，但現在要先提到的是，在許多情況中，我們堅決拒絕打破模式或常規，與「多樣性是生活調味料」的非自閉症心態，是相衝突的。每次到同一家義大利餐廳吃晚餐時，我的非自閉症丈夫總是試圖說服我嘗試一道新菜。就像每天早晨太陽總會升起一樣，我永遠只點同樣的東西：白醬義大利麵。而我百思不得其解的是，他是真心喜歡細讀每一道主菜選擇，為自己製造麻煩，因為據他說，他想嘗試的菜太多，無法下定決心。惱人的是，我不得不為這個偏移的用餐過程，編寫額外十分鐘的劇本，只因為他對菜色選擇的優柔寡斷。顯然，對於非自閉症者來說，只為了「刺激」味蕾嘗試新事物似乎是件愉快的事，期待未知和不曾體驗過的口味，是可以帶來快感的。他總是提醒我：「妳不知道自己錯過了什麼。」

我會用我學過的一句話反駁他：「如果東西沒壞，就別修理它。」對我來說，平淡是美麗的，既然我滿意自己的晚餐選擇，就表示我的味蕾對此感覺愉悅，沒有必要背離適合我的東西。

強化的感官影響我們駕馭社交場合的能力

雖然看似狹隘，但大多數自閉症者都非常滿足於這種避免新體驗的方法，尤其我們身處的社會一切難以預測、瞬息萬變，變化的背後又通常沒有任何邏輯基礎可言。許多自閉症者的感官特別強，因此在某些非自閉症者忽視的領域中，我們經常有感覺統合（sensory integration）超載或困難的經驗。舌頭是一個感覺器官，區分為幾個部份，某部分的味蕾會接收鹹、甜、酸、苦等味道。像義大利麵醬這麼簡單的東西，對於有感官問題的自閉症者來說可能感覺就像墨西哥辣椒一樣辣。有次在教會的野餐活動中，我和一個家庭坐在一起，他們有個患有亞斯伯格症的孩子，這位孩子和另外三個孩子一起跑來跑去追逐蝴蝶，完全沒有問題。因為當天很溫暖，另外一位母親拿了些冷飲給這些孩子喝，拿的剛好是野餐保冷箱裡的冰汽水。患有亞斯伯格綜合症的七歲男孩口很渴，衝動地大口喝下後，幾乎立即陷入崩潰。包括他母親在內，周圍沒有人知道是什麼引發了這種災難性的反應，因為他平時明明很喜歡喝汽水的。起初，他們猜測他不高興是因為沒有第一個拿到飲料，或是用錯了杯子，然後開始不斷分析可能是哪些小細節促使他哭泣。他母親試著給他一個新杯子和一罐新的汽水，企圖想讓他安靜下來，但結果只是讓情況升級，並且加劇他的自我刺激。從他的非語言反應來看，我立刻知道這是一個感官問題，趕緊拿了一小盒清涼、但不是冰冷的果汁跑到他身邊，放到他的面前。他馬上一把抓起，喝了起來。幾分鐘後，他就平靜下來了。

我向他母親解釋關於感官強化的問題，以及有時非自閉症者認為理所當然的平凡小事對自閉症者來說可能並非如此。在這個小男孩的狀況中，汽水的溫度變化成為他的感官噩夢。雖然他喝過汽水，但從來沒喝過這麼冰的，嘶嘶作響的氣泡變得難以忍受。結果，在野餐的剩餘時間裡，小男孩開始害怕所有超出他舒適範圍的食物，並拒絕在那裡吃喝任何東西。當然，我並不是主張我們應該永遠關在房間裡以避免生活中不愉快的經歷，我只是要指出：看似普通的感官感覺對自閉症者來說，有可能是無法忍受的。實際上，感官超載已經被改良成一種殘酷的折磨手段。縱觀歷史，各個帝國與政權採取各種導致感官超載的手段，進而完美地應用此種非致命的酷刑，讓長期遭受這種折磨的囚犯精神錯亂。因此，當自閉症光譜上的個體遭受感官超載，又無從逃避刺激時，就類似於遭受到一種感官超載的非致命酷刑。

有家長會強迫自閉症兒童在耶誕假期期間進入百貨公司，來「教」他們學習處理成年後勢必遭遇的感官狀況，即使只有五分鐘，在我看來也很殘忍。我實際目睹過這種情況，最終結果是孩子完全崩潰。我完全可以同理那個孩子，因為我曾經反覆嘗試「訓練」自己忍受在繁忙的假期期間購物（結果徒勞無功），我編好一套鉅細彌遺的完整劇本，並且為從缺貨到偶遇想和你聊天的熟人等等狀況設計好備份方案。然而走道上擁擠的人群、過量的香水和古龍水的刺鼻氣味、反覆播放相同的聖誕音樂，加上噪音和閃爍的燈飾更增添我的焦慮程度，以至於每每在短短幾分鐘後，我便以恐慌模式衝出商店。

我住的地方是個小鎮，只有一家大型百貨公司。即使我不購買聖誕禮物，仍然必須在假期間經常光顧商店購買一般家用品。讓狀況更複雜化的是，我特別迷戀五顏六色的閃亮物體。

擺滿大量閃亮聖誕樹裝飾品、花環和金屬亮片的聖誕裝飾區，就像一個迷人的海妖，召喚我靠近。這種誘惑的力量好比費洛蒙，讓我忽略了警覺、劇本、常識和逐漸升高的感官超載，只為可以近距離盯著那些物品看。雖然我完全專注在那些裝飾品上，但並不代表我的身體沒有出現感官問題。等我把注意力重新集中回待辦的購物事項上時，我已經接近感官崩潰邊緣；我的焦慮程度已經很嚴重，但由於注意力過於集中，我甚至不會意識到這一點。

避免購物是不可能的，但我必須意識到自己不可忽略的侷限性。我學會了妥協。我會在人潮可能比較少的時候購物，比如商店剛開門或接近打烊的時間，或是週日早上，鎮上的人大都在教堂的時候。如果可能的話，我會讓丈夫替我去商店，我只需給他一份購物清單即可。有人問我為什麼不乾脆使用降噪耳機、太陽眼鏡或寬簷的帽子等減少感官刺激的裝備，來幫助降低感官觸發因素的影響。但以這樣的穿著打扮走進商店，不只感覺焦慮，看起來也很焦慮，只會引起搜尋商店扒手的臥底保全人員的注意。我還發現，當我穿戴太陽眼鏡和寬簷帽子等感官輔助裝備時，儘管我低頭看著地板避免看到人，但總是會有認識的人來碰我或拍拍我的肩膀，諷刺地問是不是故意要躲避他們。然後他們總愛閒聊一些我沒興趣的話題，比如他們的聖誕購物計劃或想法之類的。這使我暴露於感官觸發因素的時間變得更長。作為一個成年人，高功能自閉症者有一個明顯的缺點，就是看起來「正常」，因此無法被社會視為自閉症。如同我之前所說，一般人想到自閉症，就會聯想到身體搖擺、當眾拍手和從事怪異行為等形象，所以任何沒有表現出這些行為的人，說自己是自閉症一定是在撒謊。即使是知道我有自閉症的人，他們仍然會感覺受到輕視，就算我道歉並解釋由於感官問題目前無法與他們聊天，然後生硬地說再見並走開。

為了解決在聖誕裝飾品區的麻煩，我有一棵盆栽的常綠小樹就擺在客廳裡，樹上裝飾著閃亮的花環、五顏六色的彩球和燈泡。它全年無休地擺在那裡，讓我只要在家就能「欣賞」，從而在一定程度上減少我在耶誕節期間偏離劇本到商店觀賞聖誕擺設的渴望。它是可以移動的，所以萬一有客人來訪，我可以在非聖誕節期間將它迅速移到看不見的地方，這樣就不會讓我先生「尷尬」。

幸運的是，現今對於感官問題的介入手段（interventions）中，有一些技巧可以幫助我們應對過度刺激的環境，並讓孩子們學習應對策略來幫助處理這些情況。但大家有時會忽視，事實上所有人都或多或少有某種感官上的限制。在試圖讓自閉症兒童正常化時，人們會傾向於強迫他們忍受（就算已透過減敏〔desensitization〕的技巧）超出他們感官能力的環境，而不是採取妥協的方案，像是在對感官影響最小的非尖峰時段去商店等等。雖然我們清醒時的所有活動都照著劇本運行，但就算設計得再好的劇本，也可能被感官問題完全主宰和破壞。請記住，其他購物者怎麼看您或您的自閉症孩子並不重要，重要的是要成功地駕馭生活技能的任務，避免災難性的反應。瞭解自己個人的侷限性、在侷限中在前進，並努力為了社會的利益而克服它們。在現今的世界，是可以與眾不同的。

在未被診斷出自閉症的情況下成長

在得知我是在成人後才被診斷出有自閉症的時候，人們經常問我是如何在沒有任何正式專業介入的情況下長大的。我是否會遵循劇本，在沒按照劇本走時會發生什麼？我認為自己非常幸運，到二〇〇五年我四十四歲時才被診斷出來。我打從出生便患有自閉症，這從早期的家庭電影片段看得出來，我在兩歲時就已經有很明顯作為自我刺激（stimming）的重複行為。我在兒童的早期發展階段進程相當緩慢，但到三歲時，我的詞彙量爆炸式增長，我不僅會雙語，還擔任只會說一點英語的母親和不會說德語的父親之間的翻譯。我母親常說我是個好孩子，只是「固執、堅持按自己的作法；古怪，但可以好幾個小時只玩同一件玩具。」現在回想起來，原因其實很明顯。二戰前出生在富裕貴族家庭的母親，是以傳統的德國文化來養育我的。她有各種不可更動的例行儀式，她使用劇本、行程表，而且非常準時。在我受到的正式禮儀教育中，稱呼他人永遠要帶著頭銜，比如「史密斯太太」或「吉塞拉阿姨」之類的。一切都黑白分明、具體明確。我稱呼雙親為「母親」或「父親」，而不是媽咪或爹地。一九六〇年代的德國人比現在更加保守和堅忍克己，情緒是不能在人前展現出來的。日常生活的方方面面都要嚴格管控、按著劇本走，而且非常準時。

我記得在六歲左右，我看著母親洗衣服，問她為什麼要熨毛巾、枕套和內衣。她回答我，這是她母親教她的「規則」，因此必須遵守。許多歷史悠久、沒得商量的育兒規則，就這樣被強加到我身上。我總愛開玩笑說：「一定是上帝保佑，因為如果必須在未被診斷出自閉症的情況下長大，最理想的父母非德國人莫屬了，只有他們能在某種程度上理解我們的需求。」我母親所受的文化灌輸，轉化成讓我成長茁壯、並被視為「正常」的環境。在德國成長，是在非自閉者主導的世界中，最接近以自閉者方式養大的地方。

在沒進入幼稚園，不需強制與其他小孩打成一片，並接受社會習俗所認可的規範之前，我沒有行為問題。我在家裡唯一出現的一次爆炸行為，是發生在嬰兒時期的餵食時間。我母親總是開心地回憶我是如何教她注意細節的。當時我大約一歲，早餐的例行儀式包括每天早上在同一時間把我抱到高腳椅上，然後立即端上粥。總是同樣的早餐，旁邊擺著同樣的蘋果醬。這是我喜歡的，所以我母親從來不覺得有必要「增加」不同的早餐選擇。那一次，我母親把我放在高腳椅上後，才發現自己不小心把麥片粥弄得太熱，還不能入口。顯然是因為不想燙傷我的嘴，她沒有把碗放在高腳椅托盤上，而是開始在我面前將粥吹涼。我大腦中的例行儀式突然被打斷，造成精神上的創傷。不是我在亂發脾氣，而是我不明白為什麼早餐的餵食過程會有如此突然的「變化」。她偏離了劇本。我開始哭嚎、尖叫，甩動手腳。我可憐的母親拚命地想快點把粥吹涼，但沒辦法。二十分鐘後，我的「爆發」導致我太激動，臉漲得通紅，無法呼吸，更別說吃早餐了。她說，在那次「事件」之後，她總是會特別注意小「細節」，確保在食物沒準備好可以吃之前，絕對別把我放到高腳椅上。除了那些她意識到結構或例行儀式被中斷的事件之外，她聲稱我其實是一個模範小孩，儘管規矩都是以我的方式設定的。問題不是出在我任性妄為，而是我的劇本和日常儀式被打斷了。

為了破除無口語（non verbal）自閉症者必定是低認知功能的這種荒誕說法，我要再三強調，無論某人是否具備口語能力，思維過程都是相同的，因此本書適用於整個自閉症光譜，而不僅限於高功能以及（或）亞斯伯格症候群族群。患有無口語自閉症的兒童或成人，可能無法使用口語與我們「交談」，但會藉由行為傳達他們的挫敗感。所有的行為都是一種溝通的形式。我仍然處在一般人經常相信無口語的自閉症者都是低智商，而且推理能力極低的生活中。而我認為只要是與自閉症光譜中的任何個體有所互動的人，無論對方是嚴重自閉症或是高功能自閉症者，本書的內容都將有所啟發。

「劇本」：自閉症者的黃金守則

讀者請務必瞭解我所創造的這個新名詞──「所有自閉症者的黃金守則」，因為它與非自閉症者的思維方式是直接衝突的。這條守則是所有自閉症者都會遵循的，無論他們是否意識到這一點。這個黃金守則簡單來說便是：「我們需要每分每秒、每時每刻都有劇本。」

任何遭遇過劇本偏離的自閉症者，無論是未計劃到或是其他狀況，都肯定會告訴你事情進行得並不順利。我們對秩序有這種迫切的需求，也有強烈的趨力必須用時程表來安排一整天。我們根據自己在腦海中設計的有序計劃，為一天或一個事件該如何展開創造出「劇本」。不幸的是，儘管這個計劃在我們心目中是完美無瑕的，但我們似乎不會將它傳達給周圍的人，直到它與某個非自閉症的日程相衝突為止。非自閉症者主導的世界似乎是自發運行的，這樣的生活對於自閉症者來說幾乎無法理解。自然世界不是混亂或隨機的，它是有序、可預測的，並且緊循著預定的時程表（或者以我的觀點，會說是「劇本」）。事物的自然秩序決定了我們出生、活一輩子，然後死去。打破這種常規、劇本或秩序，將導致絕對的混亂和嚴重的精神痛苦，就像殭屍電影所描繪的那樣。即使看似不可預測的隨機天氣事件，譬如大雷雨，也遵循著嚴格的天氣模式，如鋒面、氣團、雲層等等。對我們來說，改變習慣事物的自然秩序，就像某天早上醒來突然發現世界已經被殭屍接管一樣令人痛苦。

偏離劇本

偏離劇本，就和在沒有降落傘的情況下跳出飛機一樣可怕。為什麼這麼可怕？是因為對未知的恐懼嗎？

如果是這樣，那為什麼當有人試圖向自閉症者解釋即將發生的變化以及會發生什麼時，這個突然的改變仍然會受到激烈的反對或強烈的負面反應。「別擔心，有人會處理好的。」或「沒事的。」之類要人放心的話，幾乎不會有任何安慰效果。

簡而言之，這和失去對於切身環境的控制有關，那裡可能會發生劇本之外的事。這是對安全的原始需求；由於這種對不可預見的強烈焦慮感，我們才會操縱周圍的環境來實現可預測性。這支配著我們所有清醒的時刻。偏離劇本就等於失去控制，失去控制就讓我們受到「機會」的擺布，機會是隨機、不可預測的，無法提供自我安全感。我們編寫劇本是為了感覺安全。這從很小的時候便開始了，即使孩子不知道為什麼自己要這樣做。靠著劇本來為我們在當今社會中的生存導航，變得益發困難，我們必須在其中保持平衡，因為現今社會甚至不按照它自己的劇本走，更別說考慮到破壞劇本會對我們造成什麼影響。看醫生便是個很好的例子。有多少次你預約上午十一點的診，結果只因為當天病人太多，你必須再多等待四十五分鐘？我目睹不少病人氣憤地向接待人員抱怨等待時間影響了他們的日程安排，他們有的得回工作崗位、或者接孩子，或有其他不能錯過的約會。我了解他們的沮喪，可以同理他們，因為這就是我們偏偏離劇本時的感受。伴隨這種感受而來的焦慮，似乎讓當天接下來的時間被毀滅和陰鬱的感覺所籠罩，因為我們藉由在大腦中細心編寫劇本所預定的可預測性，已經被粉碎，於是我們失去了對環境的控制力。我要再三強調，從重大事件到日常生活（例如用餐時間或就寢儀式），為一切編寫劇本對於我們的幸福感有多至關重要，而且如果你是編寫劇本的人，一旦你將它傳達給某個自閉者後，就不可以偏離。我這裡有個完美的例子，說明一個常見卻容易被忽視的違反約定行為——沒有堅守你為自閉症孩子編創的劇本。

假設你正在準備晚餐，煮的是乳酪通心粉，卻發現沒有足夠的乳酪。因為雜貨店離家不遠，你決定「跑到商店」去買所需的食材。由於沒有其他人可以看顧你的自閉症孩子（假設他叫提米），所以很明顯他必須陪你一起去商店。如果是一個非自閉症兒童，你可以很簡單地說：「來吧，提米，拿你的外套，我們必須去商店買點東西。」當然提米有可能抗議不想離開他喜歡的活動，但他通常都會順從。然而，如果提米有自閉症，這句話往往會導致我所謂的「但萬一呢？」（But what if）症候群。

你說：「來吧，提米，拿你的外套，我們必須去商店買點乳酪回來煮晚餐。」通常對話會像這樣展開，提米立刻回答：「但萬一我們走到一個十字路口，剛好有道路工程，然後我們繞路，你迷路了怎麼辦？」

你回答說你知道另一條到達商店的路線。然後他問：「但萬一我們到了商店，發現他們沒有你要的乳酪怎麼辦？」於是你再次回答他，你會買一種類似品牌或類似類型的乳酪，不會影響晚餐的品質。你每一次回應他的提問，提米都明顯變得更加焦慮。

他開始拋出一個又一個問題，不斷問各種「但萬一呢？」。許多母親告訴我，她們覺得提米只是因為不想去商店而拖延時間。這可能是非自閉症兒童會採取的策略，但拚命向你傳達他們需要更多劇本才能前往雜貨店的自閉症兒童卻並非如此。即使這些「但萬一呢？」問題在你看來似乎很牽強，卻傳達出他的需要，想要計劃和編寫各種邏輯上可能發生的場景，就算只是渺茫的可能性，他就能指望以替代的劇本作為備用計畫，防止你的劇本有不可預知的更動。如果沒有這些備用劇本，就算你在場，提米也不會有安全感，因為他不知道你會如何回應劇本偏離的狀況，除非你在出發前先與他溝通。儘管你有意盡最大的努力，但你無法預先為一切編寫好劇本，而且劇本有可能無法按計劃進行。花時間讓提米提問他的「但萬一呢？」，將有助於他平靜下來，因為劇本是我們自閉症者應對非自閉症世界的重要策略之一。即使處於失控的情況，劇本也讓我們稍微有些安全感和控制感。這是自閉症兒童成長期很自然的一部分，我們從此時開始發展這種技能，為將來成年生活中無法預測的事件制定應對策略，以便在這種情況下時有替代劇本可依靠。

要緩解「但萬一呢？」症候群，可以嘗試簡潔而明瞭地傳達可預期的事件。宣布要去商店時改變一下說詞，提米才不會被迫用一百零一個問題來拷問你。你應該要提供提米一個有明確定義和詳細的可行劇本，以下就是談話該如何展開的範例：

提米，我必須去商店買點乳酪。我正在收集今晚準備餐點的所有食材，我發現我需要兩杯切達乳酪絲，但袋子裡只剩下一杯，這樣不夠。我出門的話，家裡沒有人看顧你，所以你必須陪我去雜貨店。我們要從壁櫥裡拿出外套穿上，因為外面很冷。你會坐在車裡我旁邊的前排座位。我們將沿著門前的路開，右轉進入主街，然後開將近四公里到達我經常購物的雜貨店。停車後，你和我將走進商店，沿著麵包區的走道往後走到他們存放乳酪的乳製品箱。我會挑選一包切達乳酪，滿足食譜要求的兩杯。這家商店總是備有許多不同品牌的我們需要的乳酪絲，所以不太可能沒有我需要的東西。然而，萬一發生這種情況，我的備用計劃是挑一整塊的切達乳酪，並等我們回家後，用我們自己的乳酪刨絲器把乳酪刨絲。既然我們已經到乳製品區，我也會拿一盒牛奶和一打雞蛋，因為家裡這兩種食材只夠做三天的早餐，而離我們每週的雜貨店購物日還有五天。除非塞車，否則我們應該在一小時內回家，不過還是帶上你的（利用你孩子最喜歡的刺激工具〔stim tool〕，在他們焦慮時讓他們平靜下來）黑武士模型玩偶，以防我們因為沒預料到的道路工程繞路，導致時間超過一個小時。

這將有助於最大限度地減少「但是如果？」的問題，因為你編寫出充滿細節的劇本，所以提米現在腦海中有一個關於旅行將如何展開和期待什麼的運作畫面。但請不要犯以下最常見的錯誤：「你知道，既然都到店裡了，不如拿一輛購物推車，挑一些其他東西吧。」因為幾乎在一瞬間，提米的焦慮程度就會飆升，變得明顯緊張起來。為什麼？因為你偏離了劇本。你說你只去商店買三樣東西：乳酪、雞蛋和牛奶，現在你決定購買其他物品，改變了這個劇本。這個衝動的決定隨後產生了骨牌效應，原始劇本的每個元素也在本質上發生變化，讓小提米沒有一個運作的劇本，這破壞了他內心的控制感和安全感。提米原本在腦海中描繪好到達乳製品箱需要多長時間，需要穿越哪些走道，並使用十件以內商品的快速收銀台，這比一般收銀台快得多，可以在交通尖峰時段前開車回家，讓總體時間控制在一小時或更短。現在他要怎麼在短時間內修改這個劇本呢？他必須考慮我們在商店裡購買其他物品會花多久時間？物品是否會超過十件？這樣的話我們不得不利用一般收銀台，這些收銀台通常非常繁忙，消費者推著裝滿上百種食品的購物車，而且多半使用可以想像得到最慢的填寫支票方式結帳，這將進一步推遲我們離開商店的時間。這些額外的時間，會導致我們必須在尖峰時段開車回家嗎？如果這樣，這個原本假設一小時或更短的旅程會延長多久？

他可以理解，有時預料外的原因導致偏離劇本是生活的現實，但在這種情況下，你，他的媽媽，完全無視他對可預測性的需求，破壞他內心的保護感（sense of preservation）；而少了你在出門前向他詳細說明的可運行劇本，他真的很迷失。提米明白，這個偏離的劇本是在沒有事先警告他的情況下做出的選擇，並非媽媽無法控制的事件。他開始產生一種無助感，接著很容易絕望地做出言語或行為上的攻擊。對於非自閉症者來說，決定購買更多商品似乎只是輕微違反預定的劇本，但對我們來說，無論是被另一輛車擦撞，還是媽媽臨時決定多添購一些物品，劇本中任何一處的偏離都同樣令人不安。對提米來說，這是翻天覆地的事。

對劇本的需求是我們的核心特徵之一，我們無法消除或削弱其重要性。只要清楚、簡潔地解釋將發生的細節，並列入各種可能的意外情況，你就絕對不會出錯。這將有助你贏得我們的信任，讓我們在你身邊感到放鬆。

痛恨自發性

我們寧可成為孤獨的生物而非社交花蝴蝶的原因很多，其中之一是我們不信任與非自閉症者打交道，因為他們是自發的（spontaneous），願意有時「隨波逐流」、中途改變計劃，而且通常不在乎違反已商定的時間表。我在青少年時期，曾經多次嘗試與其他同齡女孩建立友誼。一九七〇年代初大型室內購物中心開始興盛，不再只有群聚在廣場周圍的獨立商店。十幾歲的女孩們閒暇時間到商場購物，成為社會公認的常態。我曾陪同許多同齡女性一起出遊和參加社交聚會，她們會在繼續接下來的活動之前，決定即興前往商場尋找一件衣服。她們總是告訴我：「這不會花太久時間。」我相信她們，因為我們已經商定好當天晚上聚會的到達時間，我想在社交上融入同儕，所以選擇忍受她們突然的心血來潮。毫無例外，她們似乎總是忘記時間，搞到我們後續的活動一定遲到。讓狀況更糟的是，她們因為出於好奇，每排衣服都得探索一番。

我的購物劇本比較像是執行任務，心中一旦有特定的目標，就不容絲毫偏差。如果我需要一件新襯衫，我會直接走到商店裡陳列襯衫的區域，找到合我尺碼的貨架，然後在現有的貨品中翻過一遍。我喜歡穿類似的款式和顏色，所以如果那個貨架沒有我要的東西，我就會離開商店。抱著想找替代品的希望，在各個走道間「瀏覽」，似乎毫無意義。陪在那些女孩身邊，讓我變得越來越不安，因為這時已經趕不上我們最初商量好的赴約時間。這嚴重破壞我的劇本，讓我無法享受那個夜晚，因為我沒有辦法接受遲到；在那之後我對人就很不信任，因為我無法相信他們會永遠準時。

即使到今天，我和我的非自閉症丈夫在參加同一場社交活動時，都會盡量分開搭乘不同的車。因為儘管我們會預先約定好離開的時間，但他可能在聚會上玩得很開心，所以想留得比預定的時間久，或者他出發前的準備可能花太久時間，導致我們遲到。為了避免出現這種情況，我對於遵循劇本的需求非常強烈，因為我會立即變得非常焦慮（周圍的人都看得出來）。我們乘坐不同的車，代表著即使他改變他的劇本，我的劇本也能保持不變。和另一個人一起去某個地方，唯一能讓我覺得舒服自在的方法，便是兩人分開坐不同的車。為了確保能遵照劇本，我們就是願意做到這種程度。

應對劇本偏離

所有人生活中都會發生意想不到的事情，讓我們偏離劇本，而有時備份劇本也會失敗，因此擁有一個即時的平靜工具來應對焦慮，將幫助我們平息劇本失敗時的強烈無助感。在這方面，非自閉症者與自閉症者並沒有不同，在面對意外的狀況時也會使用各種「工具」來平息焦慮。您是否遇過週五晚上下班回家途中，因為前方有車禍導致你行駛的高速公路關閉等待救護車，整個車陣陷入停滯？由於附近沒有出口，你只能等待，無法預測還要多久時間你才能開過事故現場。在這種情況下，你會如何處理你的沮喪和焦慮？一些通勤者會把收音機打開到播放輕鬆音樂的電臺，也有人會在忍受等待的同時拿出一本書來讀（我實際上見過旁邊車裡的人在這種情況下看報紙），還有一些人可能會點燃一隻煙。這些都是鎮靜工具，與我們面對預期之外的事時使用刺激工具來緩解焦慮非常相似。

重點在於應該讓小提米在很小的時候就明白，雖然劇本非常有助於我們處理日常生活，但有時事情不會按計劃進行，所以最重要的是在問題無法解決、非忍受不可的時候有一種平靜下來的技巧。在這種情況下，哭泣和擺動四肢不會緩解他的焦慮，而且這些行為在公共場合中也不為社會所接受，尤其在成年之後。我曾見過車陣中非自閉症司機憤怒的樣子，因為行程被高速公路事故打斷，他們不斷按喇叭、大喊髒話，並對任何看向他們的人做出不雅的手勢。這在社會上也是完全不可接受的，如果他們比較自閉症化一些，使用有鎮靜效果的刺激工具，像是擠壓或拉扯常見的壓力球，去摩擦手掌心，或許就能減少路上令人困擾的暴怒事件。

關鍵是瞭解劇本對於我們內在幸福感的重要性；每個自閉症者都應該做好準備，這一生中絕對常有非自身過錯所造成的預期劇本偏離的狀況，因此手邊要隨時備有鎮靜工具，以便在沒有替代劇本的情況下派上用場。我是個一旦坐到方向盤前，就會開始擔心各種可能但機率極小的場景的人，導致我甚至還沒離開車道就預期自己會遲到。我有一個 GPS 導航系統，在我計劃的道路有施工必須繞道，或者我轉錯彎或不確定方向時，提供預計抵達時間和替代路線。它有助於減少我對於預料外狀況的焦慮，但我也會隨身攜帶道路地圖集，作為萬一GPS 系統故障或超出衛星範圍時的備用劇本。隨著新道路不斷增加和舊道路的改名，就連道路地圖集也會很快過時和不準確。儘管已經有兩種對策，但由於方向錯誤、車禍或繞路，我偶爾還是會無可救藥地迷路，找不到最終目的地。

碰到這種替代劇本也失敗，讓我因為時程表失控感到恐慌的時候，我會播放一張隨時攜帶的特別 CD 來保持平靜，葛利果聖歌（Gregorian）在我感覺焦慮時非常有平靜效果，似乎光是吟唱的音調就足以緩解我正經歷的精神痛苦。我不經常播放，因為隨著時間推移，鎮靜效果會逐漸變弱。我在駕駛的每輛車上都有一張這樣的 CD，如果是搭別人的車，我會隨身攜帶一張，加上附耳機的攜帶式 CD 播放器，這樣當我需要求助於它時，音樂也不會打擾到駕駛。因為當我在車上面對劇本預期之外的事件時，我會感覺緊張，可是駕駛是他人，無法由我控制，這時我不會想與車內其他人「分享」我的音樂。我想要不受干擾地聽它來鎮靜自己，希望用足夠大的音量來淹沒所有無關的噪音，讓整個大腦充滿舒緩的音樂。這可以靠耳機來辦到。當駕駛是別人並用較低的音量來播放那張 CD，以便一邊聽音樂一邊說話時，這樣反而會加劇我的焦慮；「這音樂真美」之類的讚美，也會干擾我無法在內心專注於平靜。我發現，至少在成年後是這樣，當我在他人面前表現出緊張時，他們會覺得有義務努力用安慰的話讓我平靜下來，像是「別擔心，這也會過去的。」結果只會更引發我的焦慮，或者他們會試圖將我的注意力轉移到需要思考的事上，但這對焦慮狀態的我來說太吃力了。將一切（包括人）阻隔在外，專注於葛利果聖歌，可以讓大腦減壓、運作更清晰。對我來說，這不是一種選擇，而是駕駛劇本偏離後的必須。面對各種其他劇本出錯時，我也有許多工具和技巧可以利用。

當我們努力運用自我平靜的技巧時，必須專注於控制焦慮，不能被試圖與我們交談的人分散注意力，除非是我們主動開啟對話。在事情偏離劇本、自閉症孩子不得不忍受度過無劇本的狀況時，幫助他們開始認識哪些鎮靜工具和技巧是有效的。在車內準備好任何適合你孩子的特定刺激工具或鎮靜技巧，以便他們在意外發生和事情偏離劇本時自我安慰。讓孩子成年後能夠在公共場合自我調節行為，是所有自閉症兒童父母的目標。如果不安到達一定程度的時候，任何的偏離劇本都會引發爆炸性的、甚至憤怒的行為。所以務必要幫助孩子理解生活中的事情不會永遠按照劇本進行，他們必須學會在劇本失敗時藉助刺激工具或鎮靜技巧來應對。

| 第二章 |

焦慮：是朋友還是敵人

我最常收到的提問，是關於服用抗焦慮藥物對自閉症兒童是否有助益。在非自閉症者看來，即使在沒有壓力的環境中，自閉症者似乎也生活在一種近乎持續的焦慮狀態中。

與某些動物類似的神經構成

我們有過度活躍或強化的「戰鬥或逃跑」（fight or flight）反應。在離開自閉症舒適圈時，我們往往會過度警覺、煩躁不安、無法放鬆，不斷擔心事情可能（即使極不可能）出錯。受到驚嚇可能會觸發逃竄的反應。焦慮對我們來說是一種自然狀態，因為它是我們神經構成的一部分。自閉症者往往有與鹿、牛、羊和馬等非掠食性動物（尤其是群居動物）非常相似的神經特徵，具有強化的戰鬥或逃跑反應。自閉症者常具有幾乎不可思議的能力，可以成功地與動物溝通和建立連結，但在與人交流時卻困難重重。這些孩子只是隨意一瞥，就能比身旁的人早發現遠處感興趣的物體；而這些孩子在試圖傳達他們認為重要的事情時，會過於接近他人的臉，此時他們又似乎缺乏空間邊界意識。自閉症光譜上的許多人很厭惡被輕輕觸碰，卻又喜歡被用力深壓，這幾乎是相互矛盾的現象。為了充分理解焦慮在自閉症中的角色，應該檢視某些有類似神經反應的動物，並進行全面性的對比。我曾與數百位父母、照顧者、專業人士和各個年齡段的自閉症者談過，他們都同意這個看法。有一點要提醒的是，我在隨後討論到的自然本能特徵是受到外部環境力量影響的，如家庭生活、經濟地位和文化期望等等。如果你在你身邊的自閉者身上沒有看到我在本章中討論的特徵，不代表它們不存在。自閉症者只是一個概稱，他們是各自具有不同優勢和侷限性的個體。他們並非每個人都會體現自閉症的每一項特徵，或者對焦慮有同樣的反應。雖然自閉症者都有類似的戰鬥或逃跑反應，但表現出來的程度是因人而異的。那只是對外部環境的一種本能反應，不是學習來的行為。

眼神接觸有困難

首先要談一下眼神接觸，或者說缺乏眼神接觸。能否進行眼神接觸，絕不應該成為診斷自閉症的定義特徵。光譜中有些人維持眼神接觸沒有困難，但自閉程度不亞於另一個無法與人眼神接觸的自閉症者。進行或維持眼神接觸為什麼如此困難，主要原因有三個（第一個與動物無關）。

原因一：感覺統合

首先，大多數自閉症者無法一次處理來自超過單一感官的感覺輸入。這就是所謂的感覺統合困難（sensory integration difficulty），其中最常見的是無法同時處理聽覺和視覺輸入。如果你曾經要求一個自閉症者「我和你說話時看著我」，等於在無意中要求他們同時轉譯來自兩種不同感官的資訊。如果他們確實有感覺統合困難，那麼這個看似簡單的請求就變成了不可能的任務。現在非常強調要教導自閉症者眼神接觸，這幾乎已經變成強制性的，完全不管我們其實沒有能力同時處理兩個來源的感官輸入。即使訓練成功，自閉症者可以在有人對他們說話時保持眼神接觸，但如果他們在這方面有感覺統合問題，那他們將無法聽進對方說的每一個字，也就難以完全理解所說的內容。我曾有機會與數百名自閉症光譜人士交談過，其中許多人都接受過維持眼神接觸的正式訓練。具有這種感覺統合困難的個體，是很容易辨識出來的。他們雖然與人有眼神接觸，但整體的情緒反應是緊張、僵硬的，說話顯得比較慢、生硬，像是經過計算。而且由於注意力和專注力的問題，他們大多數人很難進行長時間的談話。像我自己就無法長時間保持眼神接觸，因此我會在移開視線時，簡單告知對方這一點。這時幾乎每個與我交談的人都會鬆一口氣，表示他們也有同樣的困難。拋下眼神接觸的禮節後，我們的談話就變得生動、放鬆和充實了。陪伴他們的非自閉者總是驚訝於他們願意「敞開心扉」與我交談，並問我是運用了什麼策略。從過去和現在，我都沒有什麼神奇的策略，我只是沒有強迫他們做他們（和我）無法自然克服的事情。

有些自閉症者可以與人眼神接觸，看上去沒有任何困難。但這些人可能仍然有感覺統合問題，只不過無法統合的是另外的感覺處理過程。美國社會過度執著於眼神的接觸，誤認為缺乏眼神接觸就代表欺騙、內疚或不感興趣。能夠進行和維持眼神接觸的非自閉者，即使直視著他人的眼睛，也可能很會騙人或自覺內疚，因此別再把眼神接觸當作確認誠實的方法了。我建議，如果對於正與你合作或交往的自閉症者來說，眼神接觸是個十分難以掌握的目標，那就別要求他們與人有眼神接觸，讓他們自由地瞭解他人和與人交談吧。我個人有許多方面的感覺統合困難。然而當我必須與人有或長或短的交談時，我不會為了自閉症道歉，解釋說我無法有眼神接觸是因為這種「殘疾」造成的缺陷。這意味著我是個殘疾人，不是一個有完整功能的社會成員，而且在一個對自閉症仍有重大誤解的社會中，我不想向遇到的每個人透露我是自閉症者。這不關任何人的事，是我自己的事。如果談話時間過長或需要全神貫注時，我已經學會自信簡要地表明不保持眼神接觸的理由。我只會簡單地說：「我希望提前讓你知道，雖然你說話時我低頭看地板，但你說的每一個字我都在聽。我有視覺和聽覺的統合困難，因此非常難以維持眼神接觸。」

這句話我已經用了數千次，從沒遇到任何人因為我無法眼神接觸而感到生氣。我發現有件事很好笑，在進行自閉症研討會時，我發現出席者都會點頭同意這個觀念，並承諾如果太難的話，不會強迫我的聽覺和感覺統合，但很快他們又會忘記這個重要的概念。中場休息或研討會結束後總會有人要求我簽名，這我很樂意，但經常有人會這樣要求：「你在我的書上簽名時，我可以問你一個問題嗎？」這正是有感覺統合困難的我無法辦到的事，因為這樣我在仔細傾聽並努力消化他們在說什麼的同時，還必須去思考和書寫。

如果沒有認知到感覺處理問題，學校系統將遭遇許多行為，甚至可能是爆炸性的行為。除了做不到被要求的眼神接觸之外，另一個經常被忽視的感覺統合觸發因素是：在聽老師講課內容的同時，還必須抄寫她在黑板上寫的筆記。我記得小時候，一邊聽課一邊抄黑板上的筆記總讓我十分沮喪，因為毫無例外，每次她擦掉黑板上的筆記繼續進度時，我都只抄到一半。我變得焦慮，因為我無法和班上其他人一樣正確地理解課程，到了下午，我就會因為沮喪而發出可聽見的躁音。因為發出怪聲而不斷受到訓斥，更導致了我挑釁的行為。最終，我根本懶得在課堂上專心，選擇在家只靠課本上的內容學習。我每天都懇求母親允許我留在家裡，放棄學業，但無濟於事。可悲的是，我在整個學校生涯中，都因為挑釁或不順從的態度而被貼上有行為問題的標籤，但實際上這主要是由於我的感覺統合和處理有困難。

我們不進行眼神接觸，但有意與人交談時仍會專心傾聽，自閉症者在做出這樣的簡短解釋時，不應該有內疚感。這並不是找藉口，而是用自信而非道歉的方式為我們的神經處理差異提供合理的調整。必須確保自閉症兒童學會適應和融入社會，這點我理解，但花過度心力去強迫自閉症兒童變得「正常」，會讓一些原本出於善意的目標變得不切實際，並且帶來挫敗感。非自閉症世界有時必須對我們讓步，開始接受無法眼神接觸，這才是讓我們真正與社會融合的良好開端。

原因二：周邊視覺 vs 中央視覺？

無法進行眼神接觸的第二個理由，與群居動物有關。這和視野有必然的關係。你是否注意過，馬、牛、山羊、綿羊、鹿和麋鹿這類群居動物，牠們的眼睛都在頭的兩側？這是一種生存機制，讓牠們擁有廣大的周邊視野，以便於發現可能在遠處跟蹤的獵食者。不幸的是，由於眼窩位在頭骨的兩側，這些動物臉的正前方有「盲點」，這表示牠們無法看見正前方的東西。他們的中央視覺嚴重受到阻礙。我自己養了一小群馬和小馬，除了騎馬外，我花無數個小時餵食、梳理和撫摸每一匹馬，讓牠們熟悉親近我。但我要從正前方接近任何一匹馬時，仍然會很小心，因為牠們會因為我突然的靠近而受到驚嚇，並本能地向後退。老虎等掠食性動物、獵鷹、鷹和貓頭鷹等猛禽，以及熊、狼等許多動物的眼睛在頭顱前方，因此非常精通中央視覺，這讓牠們能夠清楚地鎖定正在跟蹤的獵物的一舉一動。

如果你是接觸無口語兒童的專業人士或父母，應該很熟悉他們是如何與老師或照顧者進行互動的。他們不會直接從正面接近你，而通常從你的側面過來。我曾經在教室裡觀察一個六歲的無口語孩子，因為他在學校經常崩潰，我被找來諮詢意見。在最初兩個小時裡，他完全無視我的存在，儘管我就坐在他的工作桌旁。等他對我的出現感覺自在後，就變得好奇起來，想用他學到的手語與我互動。他直接站到我身側，伸出手摸我的肩膀。我以沒有轉頭看他的方式，認可他開啟對話的請求。他立刻在我身邊坐下，開始用手語進行交流。他的老師馬上試著調整他的位置，要他坐到我面前，讓我們可以「看到對方」，結果男孩變得非常激動和焦慮。我告訴那位老師，只要讓男孩以放鬆的方式交流就好，像他待在我的側邊就是。這孩子走進房間時，有辦法憑著眼角餘光就看見最遠區域的某些他感興趣的物品。就算他手拿著一件感興趣的物品，他「盯著」看的方式，也是把物品放到側邊看，而不是放在正前方。他就像群居動物一樣，有著高度發展的周邊視覺。我在觀察無口語個體的互動時，經常看到這一點。雖然我不知道針對這個主題是否有正式的臨床研究，但我個人在與自閉症者、他們的家人和供養者的互動中，觀察和討論過周邊視野的這個現象，他們也都同意我的見解（由於缺乏專業研究，只能算是一種科學推測）。要確定我的理論是否適用於你接觸的自閉症者，最容易的方法是嘗試以下這個簡單的策略。在與他們互動時，與其直接坐在對方面前，不妨嘗試坐到他們的側邊或斜對面。觀察他們的反應。如果他們看起來放鬆並且與你相處變得更和諧，那麼周邊視野可能就是主導。

曾有母親們向我吐露：「我和我的亞斯伯格症孩子最棒、最放鬆的幾次對話，是發生在我開車的時候，我的孩子坐在前排我旁邊的位置。」同樣，就和群居動物和無口語個體一樣，高功能自閉症者的周邊視覺往往非常出色，但中央視覺卻不發達。這樣的孩童（無論是口語還是無口語的）會把書、感興趣的物件或隨身電玩遊戲機拿得靠臉非常近。他們寫字的能力似乎很糟，會坐得離電視機非常近。這些人最常見的社交失禮狀況，是在與人交流時離對方過近，近到幾乎真的要貼著人的臉程度。那個有自閉症的小提米，在有真正重要的事情要告訴你，或者希望你全神貫注時，會把他的臉向你的臉靠近，近到幾乎要碰到你，這是為什麼呢？在大多數情況下，這不是空間界線的問題，而是視野的問題。因為我們之中有許多人是以周邊視野為主要視野，所以無法看清正前方的事物。

已經有一些書籍討論到有關自閉症者無法辨識人臉這件事。我在許多自閉症相關資料中讀過，有些自閉症成年人無法看著別人的臉，他們抱怨那會造成「生理上的疼痛」，或者只看到一片雪白或靜態的景象，而無法辨認人的五官。之所以造成生理上的疼痛，是因為必須讓眼睛以他們不習慣的方式聚焦。你不妨試著用鬥雞眼的方式盯著距離你臉前幾公分的物體五分鐘，很可能要不了多久就會感覺疲倦和疼痛，因為你的眼睛不習慣用這種方式聚焦看東西。任何在我們正前方的東西——比如一個人站在那裡——都會失焦，而就在他們後面或兩側的景象卻會十分清晰。我們唯一能真正利用中央視覺的方法，是本能地將物體拉到貼近我們的臉，藉此擋住周邊視野，這樣就看不見周圍一切其他東西。對於眾多因違反空間界線而受責備的可憐自閉症孩子，我深表同情，因為很多時候他們這麼做只是因為想看清楚對方，把所有注意力放在對方身上而已。因為主要使用的是周邊視覺，我們的注意力很容易被應該關注的個體他們周圍所發生的事拉走。有時背景中的突然移動會導致驚嚇的反應，然後這個孩子可能會被誤認為是注意力有缺陷的過動兒。事實上，如果利用得當，以周邊視覺為主要視覺可以成為一項優點。

我在成年後便一直隸屬於志願搜救隊。目前，我是美國空軍後備隊的上尉，擔任地面搜救隊隊長。認識我的人，包括我的家人，幫我取了個綽號「鷹眼利普斯基」，因為我可以用高度發達的周邊視覺進行掃描，比周圍的人更快發現感興趣的物體。在搜索和救援任務中，當我們在荒野中尋找失蹤者、傷者或失事的飛機時，我只需其他人一半的時間就能掃描完一個區域，並發現該環境中異樣的微小細節，也就是可能的搜索線索。我可以幾乎不用看，就能發現幾碼外地板上的一枚硬幣，但如果我掉了一支鉛筆在正前方的地上，我就必須移動，拉開我和鉛筆之間的距離，這樣才有辦法「掃描」（善用我的周邊視覺）該區域，取回我的書寫工具。

雖然不能完全解釋為何我們無法判讀非口語的肢體語言，但我相信，無法清楚地看到人，或許直接導致了我們經常不理解許多微妙的身體暗示和姿勢。如果我在交談時，只能與另一個人保持合理的距離，而他的臉看起來非常模糊，那怎麼能期望我注意到他挑眉、微笑、皺眉或眨眼等微妙的臉部表情？

● *改善中央視覺的練習*

有一些眼睛練習可以幫助改善中央視野。我推薦一種我親身實驗過的方法，就是拿一個引起興趣的物體，把它舉起靠近練習者的臉，要求他們聚焦在那個物體上。然後慢慢地將物體前後移動，每次漸進地移遠一點，每次練習幾分鐘即可。隨著時間過去，或許能提高中央視覺的準確性。觀察原先習慣將物體（譬如書本）擺得離眼睛極近的的人，是否開始拉開距離，就能判斷練習是不是有效。就我本身而言，在進行「近距離」工作時，例如穿縫紉針、黏合破碎的陶器或數硬幣等，我的中央視覺的確獲得改善，但總體來說，我發現自己還是使用周邊視覺來作為主要視野。

原因三：不具攻擊性的姿勢

即使你能讓他們克服上面提到的兩個原因，由於不擅於眼神接觸，你還必須對付第三個原因或障礙。與具有戰鬥或逃跑本能反應的動物一樣，眼神接觸會被解讀為一種攻擊的跡象，而眼神不接觸則傳達了雙方只是無攻擊性的相遇。無論自閉症者是否意識到這一事實，直接的眼神接觸都會產生一種內在的不安感，並且經常會逐漸增強，等累積到一個點後便會轉化為焦慮。對動物來說，這種內在的「感覺」是一種原始的警告機制，戰鬥或逃跑反應有一部分就是大腦將直接眼神接觸視為威脅所引發的。

輕觸被解讀為厭惡

另一種與動物強化的戰鬥或逃跑反應有關的是輕觸。為什麼大多數自閉症者覺得輕觸非常痛苦？這種感官超載問題或許有部分可追溯到強化的戰鬥或逃跑反應。人的皮膚具有神經接受器，可以感覺並傳達給大腦，例如被紙割傷的疼痛，或貓擦過裸腿時貓鬚引起搔癢感。在一個感官高度強化的人身上，這些感覺會大大增強，是非常合理的。

我從與馬相處將近四十年的經驗中觀察到，像手掌無意間輕觸這樣的小事，卻會讓這些生物感到不安。如果你從馬的盲點向牠接近，或在牠不知情的狀況下接近牠，把手輕輕放在牠的臀部上，這時牠往往會大受驚嚇，本能地逃離這種感覺。這是一種生存機制，用意是保護馬匹免於掠食者來自後方或視野之外的攻擊。即使我的馬在欄架裡吃穀物，而我就在牠們周圍進行穀倉的雜務，如果輕輕碰到牠們後半部身體的任何地方，馬也很容易受驚嚇。你要從牠們後面接近之前，一定要預先警告，並且先從側邊用力堅定的觸摸，因為你在那個位置比較容易出現在牠們的視野之中；不要直接走到牠們的臀部後面，尤其是當馬正在專注進食的時候。任何想接近馬的人所要學的第一課，就是永遠不要走或站在馬後腿的攻擊範圍內。當我拜訪對我陌生的馬，或者安撫地拍拍一匹緊張的馬的脖子，試圖讓牠冷靜時，牠們的反應往往還是驚嚇。所有馬都有本能的戰鬥或逃跑反應，就算全世界最訓練有素的馬，如果因為任何原因受到驚嚇，都會出現「膝跳」（knee jerk）反射。就連那些對於沒經驗的騎士來說都安全、可預測，通常被稱為「安全牌」的馬也不例外，尤其是在牠們專注於放鬆的事情，比如在草地上吃草或吃穀物的時候。牠們的神經系統要隨時待命，等待逃離掠食者攻擊的通知，而皮膚中強化的神經接受器會將輕觸解讀為掠奪性攻擊的第一時間感覺，並向大腦發出逃離信號。

我強烈認為這邏輯同樣適用於自閉症。隨著我們自然強化的戰鬥或逃跑反應，大腦會將任何輕微的觸摸解讀為危險信號。這解釋了為何我們厭惡輕觸，但沒有解釋為什麼我們會經常渴望深壓觸摸。深壓觸摸是有平靜效果的，因為如此實際上是在緊壓那些過度敏感的神經末梢，阻止它們向大腦傳遞危險信號。深壓讓我們放鬆，因為我們的身體可以暫停持續過度警覺的生理狀態。使用正確合理的感覺統合策略，像是擦刷身體，能夠幫助處理這方面的問題；我無意貶低其重要性，但我還是要再三強調，在使用脫敏技巧處理本能反應時，就算這些反應或許能被感官療法所抑制，但當個體過度緊張時，還是會重新浮出表面，有時甚至變得非常強烈。

戰鬥或逃跑反應

自閉症光譜的許多兒童和成人似乎與動物格外契合，這一點都不奇怪。我感覺自己和動物算是心靈相通，因為我可以認同牠們在措手不及時的反應。我也察覺到設計編排自己的動作的必要性：動作要採用緩慢有條理的身體姿勢，以避免對牠們表現出攻擊性。我常告訴人們，如果你把我們當成鄰居家新來的幼犬，就一定能與自閉症者溝通良好。你要非常緩慢地接近這隻幼犬，向牠伸出手，讓牠在感覺安全時靠過來聞你的手。你的聲音要輕且平緩，執行每一個動作時都要做到幾乎誇張的程度。有些小孩在這種情況下會非常興奮，可能會開心尖叫著向幼犬跑過去，導致牠在恐懼中做出反應：要麼逃跑，要麼找個東西縮在後面。我們就是幼犬。快速且突然的動作或喧鬧地向我們走來，無論來者是誰，都會本能地引發戰鬥或逃跑反應。我好幾次試著在商店裡買東西時，被某位女士遠遠地認出，她們通常是熟人，或參加過我的講座的人，興奮地想停下來與我聊天。

這絕對是特定性別帶來的苦惱，只困擾著女性；我在公共場合看過無數次其他女性之間這種令人不安的行為。她會遠遠地便開始開心尖叫，高舉手臂瘋狂地揮舞，邊向我跑來準備來個大大的擁抱，好像剛找到她失散多年的親戚一樣。無論我多努力想讓自己接受這樣的偶遇，我身體裡的每一根纖維都在尖叫，要我轉身往反方向逃命。要克服這種逃離危險的強烈衝動極其困難，幾乎是不可能的。雖然對方的意圖不是要嚇我們，但結果確是如此。我會像隻受驚的小狗一樣逃跑，留下那女人對我突然離開現場而困惑。基於同樣的原因，我和許多像我一樣的自閉症成人，會避開容易引發他人突然衝動行為的公共活動，例如體育賽事。你無法預測什麼時候會進球或得分，或者何時精彩的表現會引來自發的掌聲、對敵方球隊的嘲笑，或者你附近的觀眾什麼時候會大聲叫好。所有這些會觸發戰鬥或逃跑反應的突然爆炸性刺激三百六十度包圍著你，且當過度刺激轉化為恐慌發作時，你會失焦，導致判斷力受損。

史前遺留物

對特定觸發因素的自我意識、強化心理訓練以及對外部環境的控制，或許能減低戰鬥或逃跑反應的初始強度，但不可能讓它消失。這是我們內在構造（internal makeup）的一部分。在史前時代，原始人並不位於食物鏈的頂端。我們的穴居人祖先每天辛苦掙扎，以防自己被劍齒虎等掠食者吞噬。我敢肯定，自閉症者的戰鬥或逃跑反應儘管比一般人強烈，但與我們的先祖們相比，絕對相形見絀。漸漸地，智人移到了食物鏈的頂端。沒多久後，部落和氏族融合成早期文明，隨著人類城市化，這種需要偵測危險以防被其他物種獵殺的高度生存機制，也就隨之變弱。不過，現今的人類仍然每天都保有這種戰鬥或逃跑反應，只是微弱到幾乎難以察覺。我們所有人在受到驚嚇時都會起雞皮疙瘩，這實際上是原始人反應的遺留特徵。早期的人類，無論男女，體毛都比現在的人多得多。毛髮除了幫助保持溫暖外，在害怕或受到驚嚇時，體毛會像貓一樣豎起來。害怕或受驚嚇的貓背部和尾巴的毛會豎起，讓牠們看起來比實際更大、更強。所以即使到了今天，我們在害怕時身體也會豎起體毛作為防禦機制，而沒有體毛的雞皮疙瘩，正是過往重要生存機制的一項殘餘特徵。

觸發戰鬥或逃跑反應

當戰鬥或逃跑反應被觸發時，會發生什麼事？在受驚嚇或措手不及時，會有一些重要信號，預示戰鬥或逃跑反應即將開始。

● 一．開始「凍結」反應

你會注意到的第一個跡象是「凍結」，受影響的個體會彷彿時間暫時凍結。假設你偶然遇見一隻沒預料會碰到你的動物，像是沿著你家圍籬漫步的野貓，貓發現你時嚇了一跳，牠的第一反應會是什麼？牠是立即做出攻擊性反應：弓背、發出嘶聲，還是立刻跑掉？兩者皆非。被嚇到的第一反應是「凍結」。這種凍結不會持續很久，但這是一個必須認識的關鍵反應。任何動物，包括人，在猝不及防和驚訝時，即使只是一閃而過，都會表現出像是時間凍結的樣子。完美的例子就是帶有驚喜的惡作劇，譬如說躲在壁櫥裡，等一個毫無戒心的人打開壁櫥門時，對他「哇」的大喊。通常，你會先看到一個困惑的表情，但沒有任何動作，隨之而來的反應才是尖叫、逃跑，或者可能攻擊躲在壁櫥裡的人。最初的震驚還正在進入意識，這個人顯得困惑和無法回應的短暫瞬間，就是「凍結」反應。

在這段凍結反應期間發生的事非常重要。在突然受到驚嚇時，這種本能反應就會被啟動。那短短幾秒鐘的凍結，代表認知思考是暫時停止的。大腦現在切換到純粹的自我保護模式，會憑本能決定最好的做法是出拳還或逃跑。在凍結期間，大腦會想：「我應該堅守陣地並自我防衛，還是應該逃離危險？」我在研討會上會用簡單的示範來說明這一點。我在討論凍結回應的同時，就開始在聽眾席裡來回走，試著挑出一個沒有直接注意我而是忙著寫筆記的人。演講持續進行，我無聲地指指我的「目標」，讓聽眾知道我打算嚇這個人，並將食指放在嘴唇上，用非口語姿勢表示「不要說」。我從後面往前走，站在那個人身後，突然大聲說：「你沒注意我，這很不禮貌，我希望你離開我的班級！」

毫無例外，這位觀眾會彷彿時間暫時凍結了一樣（身體一動不動），滿臉困惑，說不出話來。我會等五秒鐘後才說自己只是在開玩笑。然後，我請出席者告訴我，當我要求他們離開時，腦中第一個想法是什麼？其中有一半人說他們對我的語氣感到憤慨，來參加我的研討會可是花了不少錢的，準備給我「一點顏色瞧瞧」，換句話說，是要對抗我。另外一半則說他們差點哭出來，只想拿起筆記本迅速離開房間。我之所以問他們最初的想法，是因為當我嚇他們時，觸發了戰鬥或逃跑反應，他們必須即刻做出反應，沒有機會思考問題。他們是憑本能做出反應。感覺憤怒、心想「她怎麼敢這樣」，是一種戰鬥反應，這人想留在原地跟我對抗。另一種則想立即離開，是逃跑反應。自閉症者的反應也是一樣的，但由於我們天生過度警戒，這種反應會被放大十倍，進而導致非常戲劇性的行為。

● 二．釋放腎上腺素

是什麼促使了這些行為？當戰鬥和逃跑反應被觸發時，你的身體會釋放出突然爆發的腎上腺素，給你力量和決心來「拯救自己」。萬一你在半夜驚醒，發現飯店房間正要被烈焰吞沒，你會自動本能地立刻跑出燃燒的建築物。我不相信有人會有意識地決定拿起電話，然後打給朋友尋求建議。在新聞報導中，記者總是訪問倖存者，問他們一看到火焰或聞到煙霧時的想法。大多數震驚的倖存者都回答說，直到最終走出大樓之前，他們都茫茫然沒有任何想法。

據說母親們在緊急情況下會暫時擁有巨大的力量，可以將是自己體重好幾倍的物體從受困的孩子身上搬開。正是這種突然爆發的腎上腺素，賦予了超人力量，或為生存而關閉了疼痛接受器。如果你研究美國國會榮譽勳章的戰地英雄得主，會發現在許多案例中，他們儘管身受重傷，卻仍無視自己的個人安危，做出勇敢的壯舉，挽救周圍人的生命。因為許多這些將士的行為已導致陣亡，所以是由家屬代表去領的勳章。腎上腺素的突然釋放不僅給予他們難以置信的力量和勇氣，也暫時降低了受傷的疼痛反應。

● 三．喪失認知意識

在自閉症者的戰鬥或逃跑反應中，一旦反應被觸發，腎上腺素也會充斥在血管裡。這種突然爆發的能量讓人得以逃離

（逃跑反應），但不幸的是，因為這是本能的，人只是做出反應而沒有思考，反而是危險所在。在短暫的凍結期間，大腦從認知思維切換到本能的自我保護反應。如果是壓倒性的衝動是逃跑反應，人就會逃離。然而這裡最危險的點在於，此時他們無法處理任何事情、認不出家庭成員、也認不出與他們一起密切工作的人，甚至不知道自己身在何處。這時大腦的唯一功能，是讓我們找到一個讓人有安全感的地方，無論這地方在哪。嚴重的後果就是：無論兒童或成年自閉症者都會盲目地跑出建築物，直接衝到馬路上，並且急切地試圖推開任何擋住去路的人。他們會本能地渴望一個沒有感官刺激的避風港，如果可能的話，會盡量尋找黑暗、偏僻的地點。人們常常發現他們會躲進壁櫥裡，桌子底或床下，以及任何黑暗的小隔間，在戶外的話，甚至會躲進洞穴或廢棄的建築物裡，以尋求「安全」。沒有感官刺激的黑暗地點，會創造出威脅性較小的環境，因為在這裡他們不會在感官或認知上受到進一步的刺激。某個地點可能極其危險，但由於他們沒有認知思維，當下就會躲避進去。常常可發現自閉症者在危險的環境中尋求安全避風港，他們在逃生模式中對危險渾然不覺，只有等最終平靜下來時，才會意識到自己所處的環境不安全，然後又開始再度陷入恐慌。

當自閉症者的逃跑反應被觸發時，你就不可能使用理性或期待與他們進行有條理的互動。即使你是他們的父母，也不要指望被認出來，因為他們辦不到。在這種時候，人們能做的就是將他們「控制」在安全區域之內。我將在本書後面提及對付崩潰的策略時，更詳細地討論這個問題。我認為有一個類比可以言簡意賅地形容我們的逃跑反應，那就是一群橫衝直撞的牛群。

在蜂擁竄逃時，動物們變得太過恐懼，導致逃跑反應被啟動，於是盲目地踐踏過路徑上的任何東西，這種自我保護模式是如此強烈，牠們只是衝動地做出反應。人類也不例外。想像一下，如果有人在一個擁擠的電影院裡大喊「失火了！」，而所有人在盲目的恐慌中衝出座位、試圖同時離開時，會有多麼混亂。已經發生過無數此類的悲劇，人們要不是被人群踩死，要不就是根本逃不出起火的建築物，因為出口被恐慌襲擊的顧客堵住了。在逃跑反應中，沒有人有認知能力去意識到：只要人們不再擠到出口而是有序地離開，門就能打開了。

● 四・受傷的危險

戰鬥反應被觸發的話，受傷的人會更多，就如同企圖壓抑處於完全崩潰狀態的自閉症者一樣。此類個體同樣處於本能模式，對周圍的環境一無所知，並且由於認知停止運作，他們無法識別熟悉的面孔。當其他人進入他們的個人空間時，他們只能感知到有「威脅」。他們會憑本能反應，對此人狂踢猛打來自我保護。在這些人捶打自己、丟東西或是揮動手腳時，任何曾試圖動手阻止來讓狀況「平息」人都會發現，這只會導致行為強度更加提高。這些處於戰鬥模式並感覺受到威脅的自閉症者，會展現出極大的耐力，與任何進入他們個人空間並試圖限制他們的人，發生無休無止的肢體衝突。這一切都要歸因到在血管中湧動爆發的腎上腺素，其賦予了他們自我保護的能力，只不過此時的他們是缺乏認知思維的。即使再溫和的孩子，也會在戰鬥反應中變成一個憤怒的強大對手，而且在渾然不覺中對進入他們個人空間的人造成嚴重的身體傷害。

因此，平時有自殘行為的自閉症者在崩潰期間不僅會加劇，而且可能會咬、抓或用頭撞試圖干預的人。他們感覺不到疼痛，因為在這種戰鬥反應中，為了自我保護，疼痛接受器不會將痛覺收錄進去。他們攻擊試圖干預的人，是因為他們感覺個人空間被入侵，因而對自身安全和生命造成可能的威脅。我要再次強調，在戰鬥反應被觸發的狀況下，這純粹是一種本能反應，而非故意報復的行為。戰鬥或逃跑反應期是自閉症者唯一不應為自己行為負責的時機，因為在這種情況下，他們的認知受損，只是對壓力源做出反應而已。在任何其他時間，這種行為或鬧脾氣都是不可接受的，因為它們只是用來達成目的的操控工具而已。在那些狀況中他們必須承擔責任，但現在我們要認真處理的，還是他們對戰鬥和逃跑反應的本能反應。

凍結反應

現在讓我們先回到表現在戰鬥和逃跑反應之前的「凍結」反應。作為干預者，這個凍結點正是你阻止全面崩潰的最後機會。如果你沒有在這個關鍵階段保證為他們找到解決狀況的方法，讓自閉症者重新定向（redirect）或平靜下來，一旦戰鬥或逃跑反應啟動，就無法避免全面升級。凍結階段的開端是大腦切換到本能生存模式之前，訴諸認知思維的最後一扇機會之窗。錯過這個機會後，要在升級期間嘗試與他們理性對談，都將徒勞無功。

不幸的是，凍結反應是安靜且不明顯的，所以周圍的人通常不會注意到。凍結反應因人而異，就算是同一個人，身體也可能出現不同類型的凍結反應。若要瞭解您的案主（client）或孩子，便是觀察他們應對壓力的方式，以及在崩潰前一刻出現的「跡象」。某些凍結反應很明顯，他們就像受驚野兔一開始會先蹲下，或者鹿被來車的大燈照到時所露出的表情。也有時候，反應可能幾乎無法察覺，例如當您在教孩子一項任務時，突然間他們露出彷彿凝視著遠方的空洞眼神。這常會被誤解為輕微的癲癇發作，因為即使你在他們面前揮手，他們也不會接收到你的動作。而導火線可能只是你使用了某個模糊的定義、隱喻或非特定時間框架之類的。舉例來說，假設你是自閉症者提米的個別特教陪伴專員。提米今年八歲，被認為是高功能自閉症者，語言能力強。他到校時非常興奮，因為今天下午他們班預定要去水族館參觀教學。海水生物是他的興趣。提米有些太過興奮，無法專心上課、坐立不安，並開始干擾課程的進行，不斷詢問水族館的魚有哪些類別、他能不能餵魚、能不能和魚一起游泳等等。由於他的干擾不休，最後你沮喪地說：「提米，除非你專心，讓我們完成這一課，否則可能不會有水族館參觀教學了。」

突然間，這個活潑過頭的孩子變得一動也不動，空洞的眼神就好像從激戰中歸來的士兵臉上才有的「千碼凝視」（1000-yard stare）。這只持續了幾秒鐘，但突然之間，提米的情緒從興奮變成了焦慮。無論用任何方法都無法讓他平靜下來，因為不管你怎麼向他保證一定會去水族館，他現在的心思只固著在不去的可能性上。他只聽到可能不會有參觀教學，這造成了凍結反應，讓他聽不見其他任何聲音，包括你的保證。

你在與自閉症者（尤其是年幼的孩子）合作時，如果對方在你們交談中突然哭了起來，很有可能是你說了什麼讓他們驚訝的話，程度嚴重到足以觸發凍結和接下來的焦慮反應。凍結反應總是發生在戰鬥或逃跑反應之前。你一定要學會識別與你合作的自閉症者是如何表現出這種反應的，因為這不僅有助於減少可能的崩潰，而且也能用來確定對方是否真的陷入崩潰，或只是利用鬧脾氣來當作操縱的手段。

我個人的凍結反應經驗

即使在成年後，我也曾發生過這種情況。在二〇〇五年時，我決定接受神經心理學評估，因為我早就曉得自己與他人不同，但我想知道為什麼我在社交場合溝通如此困難，以及為什麼當事情沒按照計劃進行時，我會出現那些近乎歇斯底裡的情節。測試過程約有八到十小時之久，目的是了解我的大腦是如何處理資訊的。在許多子測試中，測試人員必須提出一些定義不明確和模糊的問題。作為一個擁有碩士學位的成人，我自信滿滿地要求釐清，以便我可以簡潔地作答。我最初告訴她我不明白題意，要求她說得更具體一點，她回答說不行，因為這樣會「干擾」測試的有效性。當下我張大了嘴，說不出話來。儘管她還試圖說了些其他的話，但我聽不見。我空洞的眼神沒有收錄到任何視覺輸入。我真的「凍結」了千分之一秒。她的答案「不行」兩個字讓我太驚訝了。我的大腦完全聚焦在「不」這個字上，無法繼續前進。我不明白為何釐清一個模糊的問題會毀了測試。過去我在與人交談時經常要求釐清，對方也總會重新闡述，以便我理解。於是我立即開始在焦慮的浪潮中盤旋下沉，我焦慮自己無法正確回答問題，從而無法傳達出我有多聰明，而且總體得分會低於標準。

測試人員試著在口頭上安慰我，但我的戰鬥反應已被觸發，所以我只能哭泣，並開口（用相當強烈的語言）攻擊這次評估的整個設計和測試程序。謝天謝地，在此之前她早知道我是自閉症者，因此沒有將這種公然的情緒爆發視為亂鬧脾氣，而是沮喪和困惑所引起的無心反應。她知道我正處於某種崩潰狀態，所以只是讓我發洩，不和我起衝突，直到我所有的能量（激增的腎上腺素）耗盡為止。當時試圖與我進行任何有邏輯的互動都是沒有意義的，因為我在認知上無法處理任何訊息。等我一冷靜下來，就被自己的行為嚇壞了，不斷道歉，然後才有辦法接受她的安慰，說我不是亂發脾氣，只是陷入崩潰。一旦平靜下來，我就能傾聽她解釋不被允許釐清問題的理由，雖然我不喜歡，但我現在明白緣由，等同樣狀況在整個測試過程中多次發生時，我就不那麼驚訝了。

正如你所看到的，焦慮和凍結—戰鬥—逃跑反應是密切相關的。這可以解釋我們的某些行為，但也並非全部。在本章中，我介紹了對焦慮的本能反應，但也有一些焦慮與這種反應沒有直接關聯，這種本能反應似乎支配著我們的推論能力，並對我們無憂無慮「享受當下」的整體能力，造成負面的影響。這種憂慮感是一個主要特徵，彷彿掌管著我們日常生活的方方面面。在下一章中，我會更深入地介紹我們的想法和感受，以及為什麼我們似乎一直生活在擔憂中。

| 第三章 |

焦慮如何影響我們的認知能力

在上一章中，我談到了凍結、戰鬥和逃跑反應，這些都是在受到驚嚇時出現的本能性非認知反應。在許多案例中可以看到近乎常態的過度警覺狀態，這是強化感官的外在表現，這樣的狀態創造了自然的焦慮程度，來作為一種重要的自我保護手段。那麼與這種反應沒有直接關連的焦慮呢？即使事情按照計劃或劇本進行了，自閉症者似乎還是經常擔心或「執著」於極不可能發生的情況，該怎麼辦？為何我們無法停止對未知的擔憂，至少稍微「享受當下」？為什麼有些孩子在焦慮的時候，似乎會用已經知道答案的問題來糾纏我們？

在第一章裡我討論到劇本的重要性；不僅要有劇本，而且清醒的每時每刻都要按照劇本走。這個概念對我們來說如此重要，以至於任何偏離都會造成巨大的焦慮。生活在一個公然從事欺騙行為的社會，會讓自閉症者內在陷入混亂，因為事實混沌不清。說一套做一套，換言之就是不可預測，這是我們無法接受的概念。我們渴望結構和秩序，說出口的話便要遵守，並堅持當天預定的時程表。而我生活的社會與這個概念背道而馳。在一個對自閉症不友好的世界中，光是試圖駕馭像購買日用雜貨這種簡單的事情，都可能會帶來壓力和焦慮。

簡單的購物任務帶來的壓力

就在今天，我到附近的食品店去採購。由於很習慣注意細節，我發現去年冬天每隔一週去採買食物時，價格至少會上漲二十五美分。但今年夏天連續三週價格都沒上漲，實際上某些商品價格還下降了。生性多疑的我很快注意到許多其他消費者尚未注意到的事：產品的內容物減少了三分之一。有一款霜淇淋的價格仍然維持二・五美元，但當我拿起一盒起來看，發現不再是幾十年來一貫的半加侖裝，而是變成了一夸脫半。過去一罐重達一磅的咖啡也已經減少成十一盎司，但罐頭的大小仍然相同。在洗衣劑的走道上，我注意到瓶裝液體肥皂的正面標籤上印著明顯的粗體字「全新升級」，宣稱瓶身經過重新設計變得更容易抓握。產品下方有個降價標籤，表明他們的產品更體貼消費者，因為售價低於競爭對手。這聽起來好得令人難以置信，我伸手往後排找到一瓶之前舊款的產品。這瓶洗衣劑比「全新升級」瓶多六盎司，而且用一隻手也很好抓握。我忍不住懷疑，有多少公司使用公然欺騙的手法來行銷產品，也好奇為什麼消費者只是無可奈何地接受，而不是對這種做法感到憤怒。每當我發現這樣的營銷手段，總是憤怒不已，並告知周遭任何經過這個走道的購物者。他們也都同意這種做法不公道，但總體來說，多數人的回應是只能接受，因為你無法改變。當然，我很想解釋抵制的概念，但會克制自己這樣做，因為我怕被視為革命或反建制的麻煩製造者。

如果這還不夠糟糕的話，不妨看看接下來我去結帳的經驗。我的手提籃裡只有四件物品，所以我選擇「快速結帳收銀台」。我不知道在其他國家的情況如何，但在美國，大多數商店都有一條快速結帳通道，目的是方便購買少於十件商品的消費者，讓他們不必在推滿貨品的購物車後面排長隊。我排在第九位，但隊伍似乎比一般通道移動得還慢。我一邊不耐煩地等待，一邊忍不住清數我前面所有結帳者購物籃裡的物品數量。其中六個人的物品總計從十九到二十三不等。這個通道旁的大標語牌上寫著少於十項，而收銀燈上方也清楚標明著十項以內的規則，絕對不可能搞錯。這讓我內心產生了一些焦慮，因為這裡明明有個該遵守的「規則」，但一些自私的購物者卻視若無睹，也不會有任何後果，那我該如何判斷哪些社會規則是應該遵循的呢？創立一個不會被普遍遵守的普遍規則，背後的理由是什麼？誰來決定哪個人將為違反該規則負責？這六位消費者徹底拒絕遵守這個規則，也代表我的等待時間必須更久、感官問題暴露在外的時間延長，累積到最後有可能感官超載造成崩潰。終於輪到我結帳時，收銀員問了一個她不想得到真實答案的問題。反過來，我不僅被期待要說謊作為回應，還要假裝對她的個人心情感興趣。

她開口說：「嗨，今天過得好嗎？」

普遍預期得到的答案應該是：「很好，謝謝。你呢？」

為什麼要假裝關心彼此是不是開心呢？很多人知道我有時會如實回應，表示我過得不好並列出原因。每當我這樣做時，收銀員似乎都嚇呆了，無法回應。先詢問我那天心情狀況的是他們，為什麼我必須因為社會的期待而說謊？這問題本身就引發了焦慮。如果你對別人的幸福並不是真的感興趣，那麼一開始就別問他們過得怎麼樣，這不是更合乎邏輯嗎？為什麼不直接根據事實交換意見呢？如果「對話」從她掃描我買的草藥綠茶開始，接著我與她分享一個事實：有中國研究人員發現，每天喝兩杯綠茶的人 DNA 看起來比不喝綠茶的人年輕，這樣的談話不是宜人得多嗎？

當我走進停車場時，我注意到停車場對面五金行的正門上掛著一條大橫幅。上面寫著，「庫存商品特價享 50-75% 折扣」。出於好奇，我走過去探索我難以抗拒的便宜貨。這是計劃之外的，因此我偏離了原先為購物編寫的時程表。我走進店裡，沮喪地發現所謂的「特價」僅限於「特定商品」，只限一小區停產或退貨的商品。藉由這種刻意誤導的方式吸引潛在客戶，一點意義都沒有。他們的理論是：客人一旦被吸引進來，很可能會想反正人都在店裡了，無論如何還是逛一逛，也許可以買別的東西。但這是浪費時間，拖累了我設定的時程表和劇本。

自閉症者看待世界的方式是非黑即白的，沒有灰色地帶。偏離劇本去五金行看看，可能只需多花五分鐘時間，這對非自閉症者來說似乎微不足道，但對自閉症者來說，五分鐘就完全打破我們腦海中設定的時程表。這與偏離劇本的「程度」無關，無論多久時間，只要偏離劇本就是全然的破壞，並導致焦慮感。為什麼？因為我們是依靠劇本生活的，在這個不可預測的世界中，劇本似乎創造了一種秩序感、結構感和可預測性。不可預測是我們的頭號敵人，我們對此感到無比恐懼。我知道不能強迫世界來適應我的劇本，我只是指出我們天生的弱點，那就是無法容忍自發性、不遵循劇本以及人性的不可預測性。就算只是偏離劇本五分鐘，也會讓人對這個既定劇本中剩餘的時間配置產生焦慮。我已經安排好這次食材採購之旅的時間，以便在附近學校孩童放學之前十分鐘離開購物中心。如果學校的時鐘比我的手錶快五分鐘，並且提前五分鐘放孩子出來怎麼辦？我的五分鐘延遲，代表現在我很有很大的風險會被擋在校車後面，並不得不跟在後面等待司機在每個街口放小孩下車，讓我的時程表進一步延遲，然後趕不上接下來我和醫生的約診。

即使是輕微的偏離劇本，也很容易導致骨牌效應，在此偏離之後發生的所有事情都不再可預測。光是這個原因就足以讓我焦慮起來，因此須迅速離開五金行來彌補失去的時間，這樣才不會遇到可能的校車問題。由於過於專注在修復這個劇本，我急沖沖地走向我的車子，無法注意任何劇本以外的事。我為了努力恢復原來預定的時程表，有時會沒發現有熟人向我打招呼，就這樣從他們面前走過。我曾經被人認為沒禮貌或故意對人視而不見；他們因為沒被我認出而情感受傷，所以很介意。老實說，我不是故意的。那一刻我解決問題的技巧是藉由提高步行速度，來重回原有的時間配置，並贏取寶貴的幾秒鐘來彌補失去的五分鐘，以免於被困在校車後面。雖然我在他人看來明顯很焦慮，但我沒有認知或「感受到」這種情緒，因為我過於專注於更重要的解決問題上。

我從五金行開車趕赴下午 一點的約診。我在下午十二點五十分到達。進入辦公室後，接待員說：「醫生等一下就能看你了。」

我在預約時間的五十五分鐘後被帶進醫生的辦公室。儘管已經預約，但我們還是必須毫無怨言地等待超過該時間，但如果我遲到十分鐘，接待員就會把我的預約時間轉給下一個順位的人，這不是很可笑嗎？再一次，在接待區等待一段未知的時間是不在劇本內的，這也非常難以預測。咖啡桌或書架上擺著雜誌，用意是要緩解你等待時的無聊，但你很難把它們拿起來閱讀，因為不知道你何時會去見醫生，而且你又怎麼知道是否能在護士或接待員過來帶你進醫生辦公室之前讀完一些有趣的文章？我會在稍後詳細討論過渡和焦慮，但自閉症者很難放棄手邊未完成的事先轉做其他事情，光是這點就足以說明這時的狀況了。如果我在等候時偶然發現一些值得閱讀的東西，我無法就這樣放下雜誌、起身跟著接待員或護士進入醫生辦公室。通常必須是以下兩種方式之一才能進行下去：一是我把雜誌帶進辦公室，讀完之後才能進行對話，二是我把文章看完才起身。可是這兩者都是社會公認不合適的舉動，所以我選擇一開始就不看雜誌來避免這種困境。

在從醫生辦公室回家的路上，我收聽公共廣播電台的新聞，內容主要都在報導墨西哥灣持續的漏油事件。新聞指控石油公司故意誤導政府和人民，提出的報告中顯示從海底湧出的石油量遠遠少於實際，並且嚴重無視安全協定，因而導致災難的發生，狀況十分令人沮喪。後果的嚴重程度無法衡量，可能需要幾十年的時間才能完全瞭解對環境的影響。我開始感到焦慮，因為新聞繼續報導由於石油的大範圍污染和對環境的長期災難性影響，未來幾個月海鮮價格預計將可能飆升。我的焦慮集中在大宗商品市場的波動及其不可預測性上。未來幾個月油價是否會飆升，因而導致所有食品到家庭必需品的價格急劇上漲？我怎樣才能好好應對此事對我的開支產生的影響？我應該趁現在價格尚未飆升之前就囤積某些商品嗎？他們當初為什麼沒有注意鑽井平臺上的警示，或好好遵守本可以避免這場災難的安全程序？

當高功能自閉症者感覺個人未來的延續性受到中斷的威脅時，即使如漏油這樣帶來大量不確定性的事件中，替每種可能狀況提出應變措施並不可能，他們也會很自然地試著想出另一個備用劇本。請記住，這不一定是為每個可能的狀況找到應變計劃來緩解焦慮，而是藉由建立一個合邏輯的計劃，來再次獲得控制感，即使只是理論上的計劃，也能減少我們在那種情況下的焦慮。這一切都要歸因到我們無法處理不可預測性和劇本偏離。

等我終於回到家後，才有一種如釋重負的感覺。正當我開始拿出採購的物品時，有人敲了前門。我應門發現是兩名傳教士，他們問我是否知道世界即將末日。他們說有確鑿的證據可以證明這場災難即將到來。出於好奇，我邀請他們進門，想聽聽他們掌握了哪些事實作為世界明顯將滅亡的證據。結果只聽到他們喋喋不休，說如果我不悔改並接受耶穌為救主，就將如何身陷在火海中掙扎，受到永恆的痛苦。我要求他們提出這種酷刑的證據，但他們只是逐字背誦從近兩千年前寫的手稿中斷章取義、並被世界上許多人基於信仰當作真理的段落。我對這種入侵感到憤怒，並要求他們離開。後來我決定上網檢查電子郵件，想藉此冷靜一下。進入帳戶後，我注意到一封來自某個女性友人的未讀郵件，標題用粗體大寫字母寫著：「緊急！請看信，我需要你的幫助。」這聽起來很嚴重。我立即打開電子郵件，她解釋自己剛在奈及利亞住的酒店被偷光所有的錢。她要我匯給她一千美元，好讓她可以回家。我琢磨著這怎麼可能，因為我今天剛在雜貨店購物時見到她。毫無疑問，這是網路詐騙。我即使在私密的自己家中，也不能免於不受外界謊言的影響。

我很焦慮，因為我質疑為什麼詐騙、網路釣魚或蠕蟲和病毒等網路犯罪沒有導致大規模公訴。每當我打開電腦，都會忍不住感到焦慮，擔心這些騙子侵入我的個人電腦，或者從我的銀行或戶政記錄中得取我的個人資訊。為什麼只能靠公告和新聞報導警告我們最新的詐騙手法？為什麼我必須持續出門購買最新的電腦防毒軟體（在駭客的努力破解下，這些防毒軟體明明很快就會過時）？我有一台老舊的筆記型電腦，沒有微軟 Word 軟體。但這份書稿必須用 Word 提交，所以我出門買了一台具備 Word 功能的全新筆記型電腦。電腦銷售人員恐嚇我，儘管有最新的反間諜和防毒軟體，我的電腦仍可能被駭客和間諜以各種方法「損害」或破壞。把時間和精力花在懲罰網路犯罪（無論其來源國為何），讓這類型的犯罪不那麼有利可圖，豈不更合乎邏輯。無法保證我昂貴的電腦確定安全，我每次上網當然會感到焦慮。我應對這種焦慮的方法是：這台新電腦的唯一用途只有拿來寫這本書。不連上網路，代表我不必擔心電腦將因任何因素損毀，導致我數個月的辛勤工作付諸流水。取而代之的，我用我十年前的筆記型電腦上網，它已經舊到系統都出現故障，但仍然可以收發電子郵件以及上網查找內容。這台舊電腦裡沒有存儲任何個人資訊，所以如果有任何人或事件造成它損壞或崩潰，也不會造成我個人的悲劇。

社會矛盾

在典型的一天中，大多數非自閉者甚至不會注意到上述購物之旅範例中各種對真相的矛盾和扭曲，或者不會受到太大的負面影響，因為那些已經滲透到日常活動中了。許多領域的真相曾經是明確的，現在卻隨個人詮釋而變得開放，所謂的「白色謊言」就是一例。根據定義，謊言是對真實事實的故意歪曲。在出埃及記中，十誡明定說謊是一種罪：「你不可作假見證（謊言）攻擊你的鄰居。」（欽定本聖經）白色謊言是出於各種理由而對真相的「歪曲」，但只要不會嚴重傷害他人，就被認為是可以接受的。事實上，這是一種矛盾修辭法（oxymoron），因為代表純潔的「白色」加上表示欺騙的「謊言」，兩者相互抵消了。

即使是旨在保護公民免受恐怖主義侵害的法律，對於像我這樣的自閉症者來說，似乎也是非理性和引人焦慮的。在緬因州，運送或郵寄槍支彈藥到你的住所是合法的。昨天我打電話給一家五金用品行，為我的花園拖拉機訂購一個全新的十五加侖便攜式塑膠汽油容器。他們告知我無法購買此物品，因為在緬因州郵寄空汽油容器是非法的，因為它們可用於製造炸彈。我早已發現去質疑這種邏輯是沒有用的，因為對恐怖主義的恐懼可以張揚到近乎偏執。我最終把這個無害的容器寄送到我母親和她丈夫在馬薩諸塞州的家。在他們的州，寄送任何槍支零件或彈藥到住家是非法的，但運送新的空汽油罐是合法的。緬因州和麻薩諸塞州兩地開車往返很容易，所以如果恐怖分子真的需要汽油罐和彈藥，根本不費吹灰之力。得知有這些法律讓恐怖組織比較難襲擊我所處的美國小鎮，並不會讓我晚上睡得更好。我的焦慮主要源自不理解其中的邏輯。我無法得到明確的答案，為什麼這些法律被認為足以保護公民。它們其中許多只是基於修辭，甚至無法強制執行。一些法律的頒布只是為了讓公眾「感覺良好」，以為國土安全是穩固的。對於自閉症者來說，在沒有正當理由的情況下，很難盲目接受任何規則或法律，尤其是當我們看出某些執法範疇可能失靈時。

在我首次開始搭飛機前往研討會目的地時，我對哪些物品能通過安全檢查非常謹慎，並確保自己符合規定。在去南方的某次旅行中，我有機會參觀內戰戰場，並得到一位土地所有者的許可，得以在其中一個戰場附近挖掘文物。我發現了一個酒瓶的底部、一些玻璃瓶碎片和生鏽的鋸齒狀金屬劍鞘，並且還拿了四塊高爾夫球大小的普通岩石作為我的地質收藏。在返程途中，我在機場被攔下進行可疑物品的檢查。在撕開我的隨身行李後，機場當局告訴我，我的石頭可能被用作危險武器，必須沒收。但不合理的是，他們允許我在隨身行李中攜帶極其鋒利的大塊碎玻璃和生鏽的金屬上飛機。從理論上看來，我覺得鋒利物比雞蛋大小的圓形石頭危險得多。金屬指甲銼刀不可隨身攜帶，因為它有可能磨尖當作刀子使用。口袋大小的摺疊剪刀、鑷子或一管四盎司的牙膏等被當作潛在武器必須沒收，攜帶碎玻璃卻是可允許的，這意義在哪裡？這樣的矛盾，幾乎滲透到我們生活的方方面面。對於一個自閉症者來說，日常生活自然會引起焦慮，因為在我們尋求具體答案和邏輯的過程中，每天都必須試圖理解社會習俗和法律中的矛盾處，而這是令人抓狂的。這種矛盾所引起的挫敗感，和非自閉者面對某些社會不公正（如家庭暴力或兒童色情製品）所產生的挫敗感，強度是相同的。

絕對的世界：焦慮的主要原因

這裡要談談自閉症者似乎處於持續焦慮狀態的主要原因。自閉症者生活在一個絕對的世界。每個問題都必須有一個合乎邏輯或非黑即白的答案。隨機性在我們的腦海中是不存在的。凡事都有原因。我們天生就被迫為生活中的任何問題尋求合乎邏輯的答案。顯然，在一個與我們的需求背道而馳的世界中，焦慮便來自於不理解某件事背後的基本原理，或無法得到某個問題的明確答案。我們過度發達的邏輯大腦，主宰著我們的每一個想法。據說自閉症者是情感分離（emotionally detached），或缺乏對自己或他人「感覺」的意識。對他人的情感需求冷漠無情，是我們經常給人的印象。這並非因為我們缺乏感受情感的能力。我們確實也會像其他人一樣感受到各種情緒，但由於我們受驅使要去尋找答案，表達感受便顯得無關緊要，因為它無益於找到手頭問題的解決方案。因此，當我們內心感到沮喪或悲傷時，可能不會用口頭表達出來，因為我們的大腦太忙於努力處理一個優先於情緒的邏輯解決方案。這是理解為什麼自閉症者在焦慮時傾向於「執著」或「固著」手頭問題的關鍵點，而且就算周遭的人保證不用擔心，事情一定會解決也沒用。

在我們痛苦時詢問我們的感受，通常會導致我們無法回應，並進一步強化我們的固著、想要獨處，同時焦慮通常會顯著增加。當非自閉者感到焦慮或一整天不順利時，傾向於向朋友「發洩」他們的感受，或者尋求諮商服務來探索自己的感受。目前的心理治療的用意是在分析一個人的感受，教導他們所需的工具；心理治療改善他們對自己的感覺之外，也幫助他們自己尋找答案。我知道這些是因為我擁有諮商的碩士學位。我還記得在學習臨床傾聽技巧的課堂上，進行角色扮演的演練時，我只是坐著傾聽我的「客戶」持續表達他們對手頭問題的感受，而我必須時不時插個話：「這讓你有什麼感覺？」目的只是鼓勵他們「敞開心扉」、繼續表達他們的感受，那真的讓我感覺無比沮喪。我非常想打斷他們，叫他們不要再喋喋不休談論感受，而是著手解決問題吧，這會比浪費整整一個小時來描述感受更快治好他們的感受。在演練進行了十分鐘之後，我就已經掌握了要點。我很肯定全世界所有的治療師在我決定傳統諮商不會是我的強項時，他們一定鬆了一口氣。後來我成為遊民收容所的危機顧問，在那裡為基本的食物、住所、衣服和金錢等緊急需求，尋找實際的解決方案。那些來找我時非常焦慮和沮喪的客戶，在離開時總是感覺好多了，因為我能夠以我創造性的思維方式想出一些非傳統的方法來解決他們的困境。

我們有什麼「感受」？

像我這樣患有自閉症的人，在感到焦慮或不安時，對自己的感受並不感興趣。我們想要一個具體的答案、解決問題的方法，或者讓事情回復原本的樣子。我們傾向於遠離其他人，因為在壓力下，我們最不需要的就是增加額外的負擔；我們不想還要努力向非自閉者解釋，那些對於我們之外的任何人都微不足道的小事，所引發的焦慮卻是一種災難性的折磨。讓自閉症者加入非自閉參與者的團體治療，幾乎沒什麼用處，因為當所有內在聲音不斷在腦海中大喊「立即解決這個問題！」時，我們通常不在乎別人的想法或感受。我們會對整個團體興趣缺缺，因為手邊立即性的問題而分心，如此對團體的其他成員顯得不合群。出於同樣的原因，使用傳統干預手法的個人治療課程由於需要搭配探索感受，對於減輕我們的焦慮也會適得其反。

讓我用以下的場景來說明這一點。我會提供一個情況，然後是處理同一問題的兩種方法。第一個是尋求諮商的非自閉者的觀點，第二個是自閉症者對同一問題的看法。我能夠描述非自閉者的方法，是因為我調查過很多人，詢問他們如何處理以下情況，他們對我的例子都給出了非常相似的回應。

假設你正在洗家中的衣物。你把配偶的襯衫扔進洗衣機時，發現胸前的口袋裡有一張摺疊的紙。很自然地，你決定在洗滌前將其取出。這張紙帶有一股香味，於是出於好奇，你打開並讀了這張紙條。你驚恐地發現，這張紙條是一封由你以外的人寫給你配偶的親密露骨情書。那一刻你會怎麼想或有什麼感受？

你不敢置信，焦急地等待四個小時後你的配偶下班回家。在此期間，你甚至無法進行平時的日常瑣事，所以你坐在沙發上，難以置信地什麼都沒做。在這四個小時內，你的想法會被什麼支配？

他一走進家裡，你立刻向他質問、要求解釋。他向你坦承，你最害怕的事是真的、他背叛了你。他愛上了另一個人。你悲痛欲絕，打電話給最好的朋友講述你遭背叛的故事。他們為您提供肯定和驗證，證明你是可悲背叛的受害者，並建議你去諮商，幫助你應對這個讓人情緒崩潰的情況。你預約去看心理治療師。諮商一開始，你不停地絞著手，似乎很容易分心，並且無法集中注意力填完書面的個案問卷。治療師注意到你的焦慮，並說出顯而易見的事實：「你今天看起來很焦慮，我能幫你什麼？」

於是你開始解釋自己為什麼來諮商，但被傷害的情緒湧出，你忍不住啜泣。你解釋說，你剛發現了配偶多次不忠，不知道該怎麼辦。你質疑自己的自我價值、你想知道這是怎麼發生的，為什麼你的配偶會做如此傷人的事。

治療師很可能會向你保證，你不是一個壞人，並解釋說你感受到從憤怒到絕望的各種情緒，是很自然的，並向你確認這種事發生在任何人身上都很可怕。他們會在那裡傾聽，並和你一起度過所有這些否定、絕望和放棄的情緒。他們的目標是讓你回到一種正常幸福的情緒狀態。

現在讓我們從自閉症者的角度來處理這個完全相同的問題。

在洗衣服的時候，我注意到丈夫的襯衫口袋裡有一張紙。我把它拿出來，並在看過之後發現他有外遇。我首先想到的不是背叛，而是這個揭發將如何帶走我在婚姻和家庭中已經習慣的可預測性和例行公事。我的第二個想法則只集中在如何保護自己免受他通姦的後果所苦。在我丈夫下班回家之前，我還有四個小時。我專心快速完成所有預計的家務，然後才能專注對付這個困境。我在兩個小時內完成家事，接著開始系統地瀏覽我們的帳單、電子郵件和電話記錄，尋找證據來證實他的輕率行為，並且檢查我們的財務狀況，以便我可以評估如果離婚，我將如何做財務上的安排。當他回家時，我質問他，他承認了。我非常生氣，因為現在事情將永遠改變，我已經習慣的舒適常規已被破壞。我打電話給一位朋友，問我應該對他採取什麼懲罰措施，才適合這種情況。在系統地解釋我所考慮的所有復仇手段都會失敗後，她告訴我應該去看治療師尋求幫助。我接受她的建議並預約。

在諮商一開始，我不斷的搖擺和重複手勢，清楚地顯示出我的焦慮，即使是輕微的噪音或干擾也很容易讓我受到驚嚇。當治療師問我為什麼來看他時，我給出了完全相同的理由：「我剛發現我丈夫多次外遇，我不知道該怎麼辦。」

治療師試圖向我保證我不是一個壞人，但我打斷他說這我早就知道，因為外遇的不是我而是我的丈夫，所以他才是壞人。

我變得更加明顯地不安，並告訴他我是來找他尋求幫助。我的打斷讓他措手不及，為了緩解我的焦慮，他問我此時的感受。這只是增加我的挫敗感，我回應說：「我不在乎我現在的感受，因為這並不重要。我明顯很慘，換作誰不會呢？他毀了我的生活，我需要明確的答案來決定該怎麼做。」

我在最後一句話中表達了我所關切的事，理解這一點才是此時的關鍵。「他毀了我的生活」並不是指我再也無法信任，而是我的生活安排失去了可預測性。需要明確的答案是指一個行動計劃，好讓我知道下一步應該採取哪些步驟，來恢復未來生活安排的秩序和可預測性。

我來找治療師是要尋求具體的答案，因為缺乏執行功能（executive functioning）技巧和衝動的我，想不出可行的解決方案來讓我的世界恢復可預測性。我需要為這個問題找到一個答案，因為它直接關係到我未來的身體健康，這個需求重要到我無暇處理自己的情緒感受，儘管我外在看來有焦慮的跡象。

在這種假設的情況下，治療師應該怎麼做？大多數自閉症者會希望你幫助他們找到實用的解決方案。在這個案例中，治療師可以列出對我可行的邏輯理性選項：「好吧，黛比，妳有下列這些選擇。第一，妳可以離開他、離婚。第二，妳可以原諒他，忘記這事曾經發生過。第三，妳可以試著和他一起尋求婚姻諮商。」

治療師會列出每個選項的利弊，然後告訴我這就是所有可能的選項了。我必須在仔細考慮後才能做出選擇，所以我應該先回家，在下一次諮商前好好思考。然後，他制定了一個行動計劃，幫助我規劃我的選擇需要採取哪些行動。在諮商結束之前，我顯得較為平靜、不再那麼躁動。我為自己的行為道歉，並指出我最初因為沒有一個具體的計劃而太過焦慮，導致我很難控制自己的發作。一旦我知道自己有「劇本」的選項，會變得比較自在，也就終於能夠討論信任遭背叛讓我在情感上不好受的問題。

由自閉症者的觀點解決問題

請記住，當自閉症者偏離任何劇本時，當務之急的不是情感上的，而是實際面的，也就是要有解決方案或「備用」計劃。想找到解決方案的需要是如此強大，那不容許我們去感受當時正經歷的情緒。無論這些人看起來多痛苦、不安或焦慮，你把焦點放在他們的感受上並不能讓情況降級。他們需要一個解決方案，然後才有辦法處理其他任何事。應對這種焦慮的最佳策略是研究可用的合邏輯選項，並提供一個工作計劃。要讓自閉症者平靜下來，你必須在此階段以非常具體的語言提供合乎邏輯的解決方案。你要避免使用提供保證的話，例如：「別擔心，事情最終會解決的。」

這樣的話或許可以為非自閉者帶來希望，但對於自閉症者來說，卻會被視為一種拒絕，因為提供模糊的保證代表我們的問題被視為過度反應，不值得尋找解決方案。這將增加我們的挫敗感，因為我們的問題沒有被認真對待。我知道這絕非善意干預者的意圖，但當下的感受便是如此，因為即使是細微的問題對我們來說也可能無比重要；這不是因為問題的嚴重性，而是因為我們的劇本沒有依照該有的順序進行。

對不可預測性的恐懼

我要再三強調，請務必瞭解嚴守所有劇本這件事的重要性；無論是簡單或複雜的劇本，嚴格遵行它都是將焦慮降至最低的唯一手段。即使是最小的漏失，無論看起來多麼微不足道，對我們來說也會變成危機，因為我們在那一刻感受到的只有不可預測性。我們最害怕的就是不可預測性，因為那等於失去對環境的控制。我們無法處理任何人說的任何話，除非它涉及實際的即時解決方案。有關自閉症者必須學習去「接受」生活的不可預測性以及世界不能繞著他們的個人劇本轉，這件事要做到什麼程度，人們各有強烈的看法。我主張嚴格遵守所有劇本來讓自閉症者保持平靜，並非想在這個熱門主題上再引起爭議。我只是想指出：為什麼當事件不依循預定的順序進行時，我們會如此焦慮的原因。這是我們神經構成的一部分，不能被永久消滅。作為患有自閉症的成人，我們勢必得不斷尋找妥協和具創造性的解決方案，來應對生活的不可預測性。從沒有人說過患自閉症是件輕鬆的事。從做早餐到巡迴演講，我為一切編寫劇本的需求永遠難以滿足，而且必須花費大量的時間、精力和計劃，為永遠都存在的突發事件準備好防範措施。我敢肯定，如果沒有這種對秩序的持續需求，我的生活會比較簡單，但我已經接受無法改變自己的神經構成這個事實。我永遠不可能出於自由意志地去擁抱自發性，或將多樣性視為生活的調味料一般去享受。與其將精力集中在我無法改變的事上，我選擇努力創建個人的日常劇本，以期對我遇到的人造成最少的影響、最低的破壞性。

有時這意味著我必須將社交互動維持在最低限度，如此才能確保嚴格遵守劇本。我比較喜歡獨處和平靜的生活，不想因為他人沒有按照計劃，而在人前陷入緊張的狀態。正如我在第一章所提到的，我和丈夫在出門參加社交活動甚至購物時，經常是分開各自開車。我丈夫通常無法按時出發，這會讓我因為時間配置的連續性被打破，使得焦慮感不斷升高。在我被診斷和理解為自閉症之前，這些插曲會導致激烈的爭吵，丈夫總是指責我連一點點的時間延遲都不肯容忍。現在我們會為計劃好的社交活動商定好一個抵達時間，然後各自開不同車去。這樣我就可以按照劇本抵達和離開，而我丈夫的遲到不會改變我精確的抵達和離開時間。我的抵達劇本是個單人劇本，這代表如果我丈夫「合乎禮儀地小遲到」，也不會對我產生負面影響，因為他沒有被納入我的抵達計劃之中，因此不需要遵守該劇本。一起分開且平靜的抵達，比一起抵達但沿路吵不停的夫妻要好得多。

刺激行為

以刺激緩和上升的焦慮感

自我刺激（self stimming），是我們緩和焦慮感的主要方法之一。自我刺激是自閉症者在焦慮上升時期，讓自己平靜下來的一種重要應對機制。自我刺激行為包括（但不限於）：拍手、搖晃、抖腿、彈手指、哼唱、神經性痙攣或抽搐、反覆唱同一首歌或重複同一句話、發出可聽見的噪音、用力搓手、用手指在臉前方灑水或潑沙。所有人都會在生活中某些壓力大的時候尋求刺激，但自閉症者刺激的強度和頻率都會更高，因為這是我們處理焦慮的第一應對機制。焦慮會造成流遍全身的腎上腺素上升，為戰鬥或逃跑反應做好準備。從事某種重複的身體動作有助於燃燒掉一些不斷上升的腎上腺素，這樣我們就不會爆炸（只是比喻）。不妨將其視為某種安全閥；這是全人類都採用的自然應對機制。如果你曾目睹過兩個人之間發生衝突，就會注意到在這種本能的戰鬥反應中，腎上腺素是如何迅速上升的。在爭吵明顯升級時，若有其他人在場，有人可能會進行干預，要其中一人散散步冷靜下來，以緩和局勢。步行的動作有助於降低靜脈血流中的腎上腺素，使人平靜下來。但請注意：在不斷升級的爭吵中，非理性的指控和不正確的事實將取代理性和邏輯。正在發生的狀況是，隨著腎上腺素的增加，焦慮感會上升，讓大腦更接近完全非認知的本能保護狀態，其功能並非思考而是做出反應——也就是戰鬥或逃跑反應。試圖與處於這種狀態的人講理是沒有用的，因為他們的處理和推理能力暫時不起作用，而且善意的嘗試會被他們視為敵意。如果有人能設法讓這個人散散步，他通常會稍稍回復平靜的狀態。

走路是一種刺激的方法。我們絕不會拒絕在衝突中的人能有機會藉由散步來緩和憤怒。在那一刻，他們的焦慮程度太高，幾乎不可能提出理性冷靜的解決方案來應對衝突。在自閉症者的狀況中，也是相同的概念。在焦慮程度高漲時，他們的腎上腺素也會上升。隨著腎上腺素上升，認知處理和思考下降。重複某些身體動作會燃燒一些腎上腺素，從而在降低一定程度的焦慮。此時允許兒童或成人進行某種形式的刺激就非常重要，因為這是一種自然的應對機制。話雖如此，但我知道許多學區認為這些刺激行為對課堂上的其他學生具有破壞性。如果無法取得其他破壞性較小的刺激形式，最好的解決方法是讓孩子到離開班級的地方一段時間，進行任何能讓他們平靜下來的刺激方式，例如到教室後方較隱密的區隔空間。在大學時，我若在課堂上變得特別緊張，便會藉口去女廁，然後走進一個空隔間、關上門，花幾分鐘拍手冷靜下來。沒有人會看到我，所以不會被認為對我的同學造成壞影響，同時我也能自由地以確知會成功的方式來自我調節我的焦慮。直到今天我仍然會使用這種技巧。自閉症者需要身體上的釋放。如果拒絕他們藉由身體的刺激來減輕壓力，而試圖和他們討論當時的感受或要求冷靜，一開始會遇到他們焦急的反應，然後這些反應會逐漸變得具有攻擊性。

我強烈鼓勵自閉症讀者聯繫職業治療師，並與他們討論刺激這個議題。他們是該領域的專家，可以協助你為焦慮尋找適合的刺激反應，也就是滿足個人需求的最佳刺激工具。在刺激偏好這件事上，所有人都不相同，所以不要誤以為對某個孩子或成人有效的方法會自動適用於另一個孩子或成人，實際上那些方法可能還會使情勢升級；在有多名自閉症者的環境中尤其如此。我認為，社會太過注重如何處理症狀，卻沒有找出問題的潛在原因。人們耗費太多精力使用治標的措施來消除症狀，而不去探索如何導正潛在起因。我大部分的學校諮詢案例，都是處理課堂上的破壞性刺激行為。在很多情況下，我的指導重點都是「讓行為停止」。當我觀察到有強烈的刺激行為時，首要目標是找到潛在原因：為什麼孩子會有刺激行為，而不是立即採用一個行為計劃去改變刺激的形式。刺激是對某事的反應；在關注刺激行為之前，我會先努力排除所有可能的潛在原因，例如時程表改變、感官問題、溝通困難等。導正潛在問題可能是阻止刺激行為的最快方法，而我的自閉症讓我有個明顯的優勢，就是能夠站在對自閉症孩子有利的位置去體驗環境。我對周遭環境的微小波動比非自閉症者更敏感。

我要特別指出，只要焦慮程度增加，無論正面或負面的焦慮都會引起強烈的刺激行為。有時，兒童和成人會因為興奮期待最喜歡的郊遊或活動而感到興奮，導致腎上腺素上升，程度和負面的焦慮沒有兩樣。在這些情況中，他們的刺激行為出自相同的生理原因，但情緒原因卻不一樣。所有小孩都是如此。我目睹過無數非自閉兒童在收到滿心期待的生日或聖誕禮物時，「高興得蹦跳」。這是自然且正常的，自閉症兒童在這些情況下也不例外。有時，出於善意的成人往往會微觀管理（micro-manage）自閉症兒童的一舉一動，忘記自閉症兒童也只是一個孩子，他所處的兒童發展階段中典型的好行為和壞行為，他都會有。

純粹出於習慣的刺激行為

有時，即使不處於焦慮狀態，個體也會進行持續性的刺激行為。這種刺激通常與習慣有關，不是為了滿足感官需求，或者只是純粹出於無聊。在極少數情況下，有人會因為身體受傷或不舒服而不斷出現刺激行為，但外人看不出任何明顯原因。刺激行為與其他任何類型的行為一樣，都是一種交流形式。在將其歸類為破壞性行為之前，一定要先排除刺激行為的所有潛在成因。刺激的強度也可提供線索，讓你知道焦慮程度有多高。一般來說，刺激強度會隨著焦慮的程度而增加。但不要假定如果刺激行為很輕微，就代表此人永遠能完全靠自己調節焦慮程度。在大多數情況下，任何形式的刺激都是一種反應。要保持警覺，觀察刺激行為的強度是維持平穩，或是有開始上升的趨勢。試著尋找跡象，看刺激行為是否反映出焦慮程度的增加。我看到的經典例子是，有人在活動中開始變得緊張，並開始用手往下拍打身體，如果潛在問題沒有得到解決，他們的手和拍打動作會上升到臀部。隨著焦慮程度上升，他們的手也隨之提高，當我看到雙手在胸部高度拍打時，就知道他們即將崩潰了。如果你擔心不知何時會發生崩潰，刺激行為及其強度是最完美的判斷跡象。要瞭解案主的行為模式，便需知道他們如何表達沮喪，並且注意那些有時微妙難尋的「跡象」，不要忽視它們。請記得，對於自閉症者來說，我們的焦慮程度是與問題直接相關的。首要之務是解決問題，因為這是最有效的平靜策略。有時解決方案很簡單，例如只是澄清溝通上的誤會、消除感官觸發因素，或澄清某個問題或某道命令。

你的小孩不斷用已知道答案的問題糾纏

這種行為的原因有很多，很難給你一個適用所有情況的原因。有時這樣做是為了惹人生氣或玩鬧，但也可能是一種常見的神經反應。我在相當多自閉症兒童身上看過這種行為，其潛在原因是不確定性。我視之為一種懇求，他們希望得到肯定的答案，並確定事件將按照預期的劇本進行。

在某個案例中，我和一個朋友過夜，她有兩個孩子，其中一個有亞斯伯格綜合群症。我們原本計劃好，下午四點要出去吃霜淇淋。她其中之一非自閉的孩子這時出現一些不好的行為，因此母親只對他說：「如果你繼續表現不乖，今天下午就沒有霜淇淋。」

亞斯伯格症的孩子無意中聽到這段對話，立刻開始坐立不安，不斷問他母親什麼時候去吃霜淇淋，而且在她開口回答之前，他會自行說出正確的時間。這樣反覆大約五次後，她困惑地看著我，抱怨說她的自閉症兒子現在決定加入他的兄弟，用偏差行為來引起她的注意。在我看來，她的自閉症兒子很明顯沒有行為偏差，而是焦慮。他的焦慮源自於他的母親用「沒有霜淇淋」來威脅訓斥另一個兒子。當小男孩轉向我，開始一遍又一遍自問自答同樣的問題時，我打斷了他。我要求他安靜等一下，並請他媽媽澄清我們是否還要去吃霜淇淋。起初，這位母親幾乎要發狂了，認為這個問答「遊戲」有傳染性，現在連我都開始問她什麼時候要去吃霜淇淋。我提出的問題措辭略有不同，因為我知道自閉症孩子正在專心聽我問。我問：「我想知道，我們是否還打算在今天下午四點鐘去吃霜淇淋。我想知道的原因是，在訓斥非自閉症的哥哥時，妳威脅說：如果他不乖，就不會得到霜淇淋。妳沒有保姆，妳也不會讓孩子無人看管，那如果他繼續行為不端，他所受的懲罰會對我們造成什麼影響？我們還能去買霜淇淋嗎？我期待很久了。」

她很快回應說，她從來沒打算取消外出行程，而是準備讓她依舊不聽話的兒子跟著去，但吃不到霜淇淋。雖然我覺得讓一個孩子因為一直不乖，就必須眼巴巴地看著我們吃霜淇淋，這樣的懲罰相當不友善，但我沒有資格質疑一位母親的紀律處分，尤其是我自己並沒有小孩。一旦她澄清意圖後，亞斯伯格的兒子就不再用他已經知道答案的問題來糾纏我們。我指出，她的訓斥對大兒子來說很清楚，但對她的自閉症孩子來說卻很含糊，不夠具體。於是他立刻開始邏輯化地思考，母親對哥哥的訓斥將如何影響外出吃霜淇淋的計劃或劇本。他在母親的訓斥中讀出了不可預測性和偏離劇本，並開始尋求肯定，想確定這次外出的劇本不會因為某些他無法控制的事情而被取消。在這種情況下，他感覺受到間接譴責的威脅，因為這關係到他所熱切期待的預期事件。這種不確定性大大提高他的焦慮程度，以至於他無法專注於其他任何事情，直到他確認計劃沒有改變為止。

我們應該使用藥物來幫助降低自閉症者的焦慮程度嗎？

　　這是我在各處演講最常被問到的問題之一。這個問題永遠不會有「是」或「否」這種簡單直接的答案。必須視個案而定，將其身體和精神上其他起作用的因素和條件皆列入考量。就我個人而言，我強烈反對隨意用藥來緩解症狀，而不解決潛在原因。我真心覺得焦慮是我們天性的一部分，如第二章所述，那是基於我們的神經構成。大部分時間我都自然處於焦慮狀態。我會盡可能操縱我的環境，像是減少與社會生活相關的環境壓力，來應對這種焦慮。我已經學會識別自己的焦慮程度何時開始增加，種種跡象例如感覺胃變緊、語速加快、彈觸手指，或者發現心思聚焦在擔心目前正進行的劇本發生偏離而產生的可能問題等等。我通常可以在行為上控制不斷上升的焦慮，但也有很多環境出現意外情況的時候，我無法靠自我調節來降低焦慮，像是在演講行程結束回家時錯過轉機航班。錯過超額預訂航空公司之轉機航班，會讓我立刻處於受脅迫和焦慮的狀態，老實說，我懷疑任何層級的抗焦慮藥物會有所幫助。就算是足以撂倒一頭大象的鎮靜劑鏢槍，也無法降低我在這種情況下的焦慮程度。我發現此時降低失控焦慮感的最佳「藥物」，是保證下一班飛往原訂目的地的航班上有座位，如此才能立即大幅降低我的焦慮程度，讓我平靜下來。

我最害怕的，是現在有一種經常過度用藥來為我們的孩子治療行為問題的趨勢。我特別擔心那些從年幼時便被施以抗焦慮藥物、持續數年甚至數十年之久的人。抑制症狀將讓個體無法學會識別自己焦慮上升時的身體訊號，也沒有機會學習自我調節、管理和控制日後的生活環境。藥物往往會取代加強行為管理訓練，因為服藥的孩子在學校環境中不再那麼「難以管理」。若孩子從八歲開始服用抗焦慮藥物，那十年後等他成年時，決定拒絕繼續服用的話會如何？我見過許多案例，因為藥物非常有效，所以自閉症者的自我認知和自我調節根本沒受到重視。我擔心的是，當他們過很長一段時間後決定停止服藥時，將沒有足夠的經驗、知識和自我訓練來處理焦慮。

老實說，我曾經嘗試過八個月的抗焦慮藥物，那是因為我在機場嚴重焦慮「發作」（這是她的用詞，不是我的）時，我的醫生為我開的處方。從一開始，我在機場出現併發症起，他們就沒有採取任何措施幫助我減輕焦慮。在她將劑量加到四倍後，仍然沒有明顯的效果，我認為副作用超過了繼續使用的好處（有可能但始終未顯現的好處），所以我在兩週內逐漸減少劑量，最終斷藥。在那之後的兩星期裡，我還出現頭暈和失去平衡的可怕身體戒斷症狀。

我雖然這麼說，但這並不代表沒有自閉症者會從這些藥物中受益。在決定是否應使用藥物時，還應考慮自閉症以外的其他影響因素，例如家人死亡、個人災難、任何形式的悲劇或共病性（co-morbid）狀況。藥物可能對某些人有所幫助，如果真的如此，那麼他們是非常幸運的。我往往比較憤世嫉俗一些，因為我的主張是把藥物當作最後手段，但現實中卻看到有人把它當做第一選擇。我本質上是一個行為主義者，我覺得藉由了解焦慮是如何影響個人的身心，以便教導個體自我調節和調整行為，才能賦予他能力。應該利用應對策略和工具，讓個體有能力控制自己的生活並改變環境，將焦慮儘可能降到最低。焦慮可以控制，但不可能消滅；應該要去接受它，而不是恐懼它。歸根結底，這是一個選擇的問題，影響的因素很多，不僅僅是自閉症。

對於這個具爭議性的問題，沒有一個簡單的答案。我真誠地希望看到父母在決定是否讓孩子服藥時，能先權衡所有相關的因素，等試過其他行為方法都失敗後才予以考慮。在這件事上，家長永遠不應受到來自學校官員或其他任何人的壓力或劫持。以我親身經驗為證，我就曾被迫服用藥物來緩解焦慮；壓力來源不僅是我認識的人，還有我尋求醫療協助的人，譬如牙醫，甚至我的前僱主。這些人不會提供其他需要時間和練習的應對策略來協助你。他們想要的只是一個快速的解決方案，這樣他們就不必處理我的焦慮，然而在大多數情況下，我的焦慮正是源自他們與我的互動方式。如果沒有真正瞭解自閉症，他們就不可能有別種做法。

| 第四章 |

儀式和例行公事：對抗焦慮的天然防護機制

所有人都有例行公事要執行，這是我們日常生活重要的一部分，每一天都是從早晨的例行公事開始，一直持續一整天。無論是早餐時閱讀早報，或進行某種形式的運動，如慢跑或瑜伽，成功完成這些例行公事似乎為一天定下了基調。例行公事對於維持社會秩序也至關重要。企業和以服務為基礎的產業，便是依靠例行公事來確保平和的工作條件和不間斷的生產流程。在美國，法律保障員工在每日工作八小時的期間中，至少有半小時的午餐時間和兩次十五分鐘的休息時間。一般來說，大多數公司會根據效率運作所需，來設置午餐和上、下午的休息時間。醫院等大型機構甚至可能錯開員工的休息時間，以有序地確保服務連續不中斷。如果醫院的所有員工，從護理人員到食品服務人員每個人都同時吃午飯和休息，或者就隨心所欲隨機休息，你能想像會有什麼後果嗎？這將造成恐慌和混亂，因為破壞已被接受的例行公事會擾亂醫院的整體運作。當員工決定罷工來抗議工作環境中的不公平現象時，也會發生同樣狀況。公共汽車罷工時沒有公車可搭，這樣的例行公事遭受破壞的情況對許多通勤者造成負面影響，而這些人的例行公事便是以公車作為上下班的交通工具。在這種情況下，仍有其他交通工具（如計程車、腳踏車、私家車甚至步行）可用，為何受影響的人還是會沮喪、焦慮和憤怒呢？這是因為搭公車這個例行公事，確保他們可以平順地從家抵達工作場所或任何想去的地方。搭公車這個例行公事的可預測性高、不需要任何思考，因此為時間分配帶來一種秩序感和結構感。在那段時間裡，許多人放鬆地呆望著窗外，看報紙或在手機上發簡訊，因為公車是按例行時刻表行駛的，他們「覺得」不需要提防是否無法抵達目的地。人們會期待例行的咖啡或香煙休息時間、休閒活動和出遊以及用餐時間。例行公事有助於我們擁有整體的平靜和幸福感。這是非自閉者和自閉症者共有的壓倒性需求。對於例行公事和結構性的需求無關乎你是否有自閉症，只代表你是人類。

當我第一次被診斷出有高功能自閉症時，心理師問我是否有任何超出「正常」範圍的例行公事或儀式。我斷然否認，但陪同我的朋友打斷我並質疑我的回答。我詢問她具體細節時，她隨意便列出一堆我的儀式和例行公事。當時我真心覺得很多人都和我有一樣的「習慣」或「怪癖」，但經過徹底分析後顯示，我的執行過程是如此特殊和一絲不苟，確實超出了正常的合理定義。其中任何一項無法執行，都會讓我陷入近乎恐慌的狀態。進行這些事可以帶來內心的平靜感。

對可預測性的需求

儀式和例行公事對自閉症者來說極為重要，讓我們藉由可預測性來保持平靜。日常生活的任何部分缺乏結構性，都會令人對未知滋生焦慮、緊張和有近乎偏執的反應，因為我們無法應對不可預測性和混亂。例行公事和儀式是我們處理日常壓力源和焦慮的首要應對策略。我們知道自己沒有力量控制世界如何運作，因此為了應對生活的不可預測性和這種無力控制感，我們創造出自己的例行公事和儀式，我們是「這個宇宙的主人」，可以控制它們運作的各個面向。這是一種在混亂中創造秩序的方法。當我們創建一個例行公事或儀式時，會帶來一種控制感，因為它是不變且可預測的，而重複更使其得以鞏固。需要為時間編寫劇本的自閉症者，對於例行公事和儀式有著天生的渴望，只要有機會便會想辦法加以建立。執行例行公事讓我們「感覺」安全。

不幸的是，例行公事也有可能不起作用，甚至讓被納入例行公事的其他個體受到束縛。以例行公事和儀式來確保自閉症者的內在幸福感，或執行得過度僵化，連最輕微的偏差也會引發近乎歇斯底里的反應，這兩者之間僅一線之隔。究竟應該允許哪種例行公事，數量多少才有益，這取決於許多因素，而且因人而異；必須取得平衡。身為自閉症者的你，若想成為社會中富有生產力的成員，不能期待世界來順應你的每一個例行公事。你必須做出妥協，碰到例行公事無法進行或有所改變時，只能保持寬容。即使許多人將例行公事和儀式這兩個詞交換著使用，但這兩者確實有所不同，我們有必要瞭解這兩種應對焦慮的天然重要技巧之間的差異。例行公事可以讓我們用可預測和有序的方式維持劇本的時間分配，有著平靜的效果，而儀式則有助於減低對特定壓力源的焦慮。這兩者經常重疊，非常難區分，因為其中的差異可能非常小和微妙。在本章中，我將重點介紹適用於焦慮和崩潰的例行公事和儀式。

過去的我曾覺得，雖然自己需要劇本，但就像我在前幾章中提到的那樣，我不是每一分鐘都需要編好劇本的類型。我曾經每週例行一次，開車去拜訪一位住在兩小時車程外的朋友。雖然是開車過去，但我絲毫不擔心需要為那段時間的每一分鐘都編寫劇本，所以可以想見，那種密集的劇本必定是僅限於嚴重的自閉症者。然而有一次在這個例行車程中，我發現自己也屬於需要每分鐘劇本的類型。我開車去那裡太多次了，已經很習慣於所需時間的長短，並且也已經記得整趟旅途中間隔多久時間會出現哪些地標。當時是夏天，高速公路正在進行道路維修，雙線道的其中一條被關閉了，因此這段八公里的路，車子必須以低於十六公里的時速緩緩前進，而平時這裡的一般限速是每小時一百零五公里。這段擁塞的交通導致了數公里的塞車，突然間我意識到：我還沒有如往常開到在指定時間應抵達的地標。我開始感到焦慮，因為現在我的到達時間會比預測的要晚，這樣將挪用到我分配給拜訪朋友的時間。呆坐在那裡等待前方的車輛移動，令人無法忍受，因為這段時間我是沒有劇本的。我不知道會被困在車陣裡等待五分鐘，還是五小時。我的例行公事被這次延誤打斷了，因為我沒有預期到這種狀況，所以懶得將它編寫進應變計劃裡來避開這條路線。我完全無計可施，只能坐著乾等。我還記得隨著每一分鐘的流逝，我心裡那種完全無助的感覺，因為我沒有劇本可循，不知道該做什麼來打發時間。

雖然每個個體都不同，但都有例行公事

每個自閉症者都是不同的，某些亞斯伯格症類型或許不同意我關於每一分鐘都需要劇本的說法，但我真心相信這是一種無意識的需求，可能直到例行公事被瓦解那一刻我們才會察覺。即使是看起來好像沒有劇本的閒暇或休息時間，在我們的腦海中仍然有某種程度的劇本可循。例行公事的目的是為我們帶來平靜感，因為它們是可預測的，而且每次都以同樣的方式做某件事，這樣的重複性具有舒緩作用，因為知道在那段特定的時間內不會發生任何不可預測的事，會讓我們有一定程度的安全感。

瞭解例行公事是如何讓我們獲得某種程度的平靜感，將有助於理解為何它在自閉症中會如此普遍。正如我說過的，例行公事主要是圍繞著一段時間、一個事件或活動進行。

儀式的功能是什麼？

儀式是在執行例行公事前後或期間的特定思緒、口語和動作。有時儀式是基於恐懼而來的，當某些事件引發負面反應從而產生無助感，因此才建立一套儀式來恢復可預測性和控制感。通常，這些儀式會在造成恐懼的事件之前先進行。儀式也可以是一連串日常的平凡步驟，用來增加可預測性和強化例行公事的效果，可能與任何創傷事件都無關。

儀式與例行公事有何不同？

其中的差異可能相當細微，讓我用以下的範例來加以描述。我每週大約開車到鎮上三到四次，每次都會在回家的路上停在甜甜圈店，給自己買一杯冰咖啡。我的感官問題讓我到商店有很大的困難，所以這算是對自己完成任務的獎勵。這是我的例行公事，因為它是針對某個特定事件（去鎮上）。店員將飲料遞給我後，我會先用隨身攜帶的乾洗手清潔雙手，然後擦拭蓋子和杯側，否則絕對一口都不會喝。如果我偶爾忘記帶消毒劑，會回車上拿隨時放在車裡的備用瓶，或者會到同一家商店再購買一些，又或者我會等到回家後，在家裡進行完儀式才喝飲料。不執行儀式將有毀滅性的後果，因為我的例行公事也會因此遭到破壞。

知道自己有這樣的備用計劃，大大有助於我對未知事物的控制感，在感冒和流感細菌傳播最嚴重的冬季尤其如此。我知道這種儀式並不能保證我永遠不會感冒，但在我的腦海裡，我感覺在自我保護這件事上我有了控制權，即使這只是單一狀況。那一連串的特定步驟，就是一種儀式。例行公事和儀式，都能提供某種程度的安心感。喝咖啡是我所期待的事，也是一項我可以依靠的例行活動。執行清潔儀式，也能帶來一些安心感，因為我感覺自己完成一項職責，可以降低因為髒手傳播的感冒或受流感細菌侵入而感染的機率。你或許認為這不算一種儀式，只是許多其他人也會實踐的常識，尤其是在感冒和流感季節。使其由常識跨越到儀式的條件是：這是需要嚴格遵守，不容許任何偏離的。

是常識、強迫症，或儀式？

讓我分享一個區別常識和儀式的完美範例。假設你在一家商店的收銀台結帳，收銀員對著自己的手打噴嚏後，用同一隻手找想零錢給你。你忘了帶乾洗手，但購買的東西是你需要的，而且你後面還等著一排人，所以你收下零錢，祈禱她剛剛遞給你的錢沒有被感冒細菌污染，希望一切沒事。你會盡可能藉由使用乾洗手減少感染感冒細菌的機率，但在這樣的情況下，如果你忘記帶乾洗手，也不會阻止你完成與收銀員的交易，這是常識。

但若是我在同樣的情況下，就不會如此「寬容」。我會堅持要收銀員使用放在收銀機旁邊的手部消毒機（現在所有的大商店都必備的），然後換不同的零錢給我。如果無法辦到，我會堅持在收下任何錢之前先與經理或主管談過，無論後面排的隊伍有多長。這就從常識跨越到儀式了，因為我即使在這種情況下仍必須嚴格遵守它。我不擔心在身後不耐煩等待的人有何感受，因為對著手打噴嚏、不管顧客健康企圖找沾有細菌的錢的人並不是我。

也許你認為這例子不是常識或儀式，而是強迫症（Obsessive-Compulsive Disorder, OCD）。我不是心理師，所以沒有資格詳細地討論強迫症。但我確實知道，自閉症光譜上的許多兒童都由於他們嚴格遵守的儀式，而被合併診斷為強迫症。透過閱讀我了解到，強迫症的儀式是因為害怕如果不執行將會發生可怕的事情。恐懼是非理性的，因為他們無法說明在執行特定任務時帶有如此強迫性的理由，而且這些儀式通常必須執行特定的次數，例如洗手時肥皂必須在掌間擦八次，或一個單詞或短語必須連續說數次。這種儀式背後的理由似乎和事實沒有關連。我曾與被診斷患有強迫症的人談過，並詢問是什麼迫使他們從事這些強迫行為。我一再得到相同的答案：是出於無法定義原因的恐懼或焦慮。

就我的案例來說，我的儀式動機背後是有事實根據的。我最近看了一部電視紀錄片，詳細介紹感冒和流感細菌是如何在人與人之間傳播，並提供避免感染這些病毒的實用策略。主要的防治措施是，在公共場合或病人周圍時，要先使用乾洗手，才能將手放在臉部和嘴巴附近；我只是複製從電視上看來的健康知識。我不在乎清潔咖啡杯和蓋子時需要擦拭幾次，一次或兩次都沒關係，只要我確知該區域已完全乾淨就可以。我的儀式不是基於未知的恐懼，而是基於觀看紀錄片學到的事實。儀式是一絲不苟的，因為自閉症光譜中的許多人都非常注重細節。參與儀式讓人很平靜，因為我覺得自己完成了某些事（控制），若非如此情況將無法控制。我知道這無法保證自己不會感染病毒，但至少我縮小了這種機會的可能性，即使只是在我的腦海之中。我和許多其他自閉症者一樣，討厭讓任何事情靠運氣。

我的意思不是說，在自閉症光譜中強迫症不存在獨立的診斷，但關於儀式這件事，重點是要尋找潛在的驅動力；要看它是否合理。當一個新儀式似乎是突然出現時，這一點尤其重要。如果它是基於恐懼，那麼在曾引發焦慮和缺乏控制感的事情再發生的前一刻，就會有一種必須進行儀式的需求。通常，在任何形式的過渡期間，會出現大量的儀式。這段時期是不可預測性和意外性達到最高點的時候。個體越焦慮不安，他們進行那個特定儀式就會越殭化和強烈。這個舉動是要藉由創造和執行他們認為有益的特定連續行動，來奪回對於無法控制之事的控制權。這些行動在旁人看來可能無用、不合邏輯也沒有益處，但卻是一種可以帶來平靜感的重要應對策略。

無法解釋的儀式

至於那些並非源自某個已知的焦慮觸發因素，而是針對日常生活問題（例如在用餐時間，孩子堅持要吃光盤中某一種食物後，才繼續往下吃另一種）的儀式呢？我看過一些孩子的儀式是：按順序一次吃完某種蔬菜後，再繼續吃另外一種。還有一些孩子是無法忍受盤子裡有任何食物相互碰觸。有時，儀式不是出於恐懼，而是一種施加控制的方法，會出現在個體的生活中發生太多變化或不可預測性的時候。

無論在其他人看來多麼沒有意義，儀式總是反映出對日常生活某些方面的安全感和控制感的需求。儀式未必出現在不可預測性發生的區域。一個在學校遭遇到許多變化的孩子，可能會在家中從未遇過任何問題的區域，創造許多看似毫無意義的儀式，作為應對學校環境不可預測性的一種手段。自閉症者不喜歡突然的變化或自發性狀況；而學校裡的變化可能太過細微，所以老師或家長沒有察覺。

可能造成焦慮的微小變化，導致在家中或學校裡出現新儀式

- 教室重新佈置傢俱。
- 某堂課的學生座位有所調整。
- 自行安排的座位被人先佔。這常常可看到，孩子們午餐時間會在餐廳選擇某個特定的座位，並期望每次都坐在同一個位置，即使座位是所有學生都能使用，且應該是先到先坐才對。
- 為了矯正某種行為，或去除某個非功能性的例行公事或儀式，而實施計劃和干預措施。任何形式的矯正，一開始的耐受性都不會太好，並可能導致增加新的儀式來作

為補償。

- 體育課（體能訓練）輪換活動，例如連續三週踢足球後，輪換為打籃球幾週，之後又換到另一項團體運動。
- 巴士路線改變，或甚至換不同的司機。即使在我那個時代，也常有校車司機打破例行的固定路線，在沒有預警的情況下為新搬進學區內的孩子多行駛一條新街區。
- 經常使用「到時就知道」或「也許晚一點」這類在時間框架方面不夠具體的模糊陳述。我將在第八章更深入地介紹這一點。

請務必瞭解，即使是患有自閉症的無口語個體，只要他們能理解語言，就算無法用口語自我表達，對上述例子的反應和有口語能力的孩子也並無不同。無論個體是否有口語能力，儀式都會為他們帶來一種安心的感覺。

中斷例行公事

例行公事在遭受改變或破壞時，往往會產生更強烈的負面反應。例行公事比儀式更有助於減少焦慮，因為例行公事會將一天切分成非常具體的時間範圍。由於例行公事是不變的，因此可以減少對未知的焦慮。突然改變或打破任何例行公事，是崩潰的主要原因之一。因為自閉症者需要可預測性，所以幾乎任何日常活動都要從中尋找一致性，是我們天生的傾向。我常說，任何可連續兩到三次以完全相同的方式做的事，很快就會被視為一種例行公事。因此，例行公事可以被視為眾所周知的雙刃劍。建立不會對他人產生負面影響的例行公事可確保平靜感，然而無意中建立的非功能性例行公事在你隨後嘗試停止時，總會產生嚴重的負面反應。

無意間建立的非功能性例行公事

非功能性的例行公事，有可能是由善意的父母或與自閉症兒童共事的專業人員在意外間建立的。我看過一個經典例子，是關於用車子接自閉症兒童去某處的後果。假設一位母親向她的自閉症孩子承諾，不管他們要去哪裡，只要他在車中表現良好，她都會停在他最喜歡的「速食」餐廳享用他最愛的點心。這個強大的激勵因素效果很好，因此母親決定下次要讓孩子上車時也提供同樣的獎勵。她發現這是一種有效的工具，於是每當她需要孩子搭車去某個地方時都會這麼做，如此連續了四到五次。第三次之後，孩子便根據他或她尋找模式的傾向，將其視為「搭車去某處的例行公事」的一部分。在孩子的心目中，這現在成為已建立的例行公事的一部分。在第六次外出時，是由父親代替母親開車，他認定沒有足夠的時間停下來吃預期的點心，因此直接開過餐廳或改走另一條路線，避免孩子注意到他不停車的意圖。自閉症兒童很快就會注意到這種違反協議的行為，並做出負面反應，而且可能非常強烈。最初提供獎勵的意圖是好的，但它會很快發展成一種非功能性的例行公事，因為現在每次他們開車去任何地方孩子都會有所期待。

避免使用立即有形的獎勵

一開始便避免這種情況的最好方法是，不要將食物作為任何表現良好時的立即獎勵，尤其是對無口語的個體。有一次，我因為一個無口語的孩子在課堂上行為失控，被請去做行為諮詢；沒多久我就找出那孩子痛苦的潛在原因。他們使用糖果作為成功完成特定任務的各個步驟時的即時獎勵，並用這個動機來教導孩子如何執行任務。那孩子習慣於每達成各級步驟便挑選一塊糖果，這因此成為他腦海中的例行公事，是實現成功完成任務目標的一部分。當老師決定在完成任務之前不再提供糖果時，孩子的反應是非常強烈的負面情緒（相當於聖經中的哭泣和咬牙切齒）。與前面坐車的例子一樣，教育工作者的意圖不是在例行公事中建立例行公事。他們只是希望強化例行公事。

在任何矯正行為的情況中，我強烈提倡的策略是永遠不要提供立即的可食用獎勵。這會鼓勵一種獲得即時滿足的權利感。我偏好一種代幣系統，藉此幫助孩子理解自我調節其內心焦慮的概念。我發現代幣系統在教導責任、良好的工作倫理和自我控制方面非常有效。我相信各位讀者對於這個系統應該非常熟悉，因為它不是自閉症獨有的，而且在世界各地皆有實行。只要你出外工作，那麼必定就參與一套代幣系統。你每週工作五天，你的僱主不會在每天結束時給你一些家庭必需品作為獎勵，也不會在工作週結束時，在你的辦公桌旁為你留下一大推車食物。相反，他會遞給你一張叫做薪水支票的紙，這張紙能在銀行換取金錢，這也是一種代幣。然後，你有機會選擇想要如何花錢（或代幣）來購買想要的物品。為了獲得代幣，需要承諾並成功完成一個工作週。如果你選擇在沒有個人休假、假期或病假的狀況下不上班一天，你將失去一部分賺得的代幣，並在此週收到較少的薪水。應用同樣的原則，可以讓孩子在預定的週期內，只要成功完成某種行為良好的任務，便能獲得代幣。在任務結束當時或當天，允許孩子從功能表板上選擇他們想要的獎勵來「兌現」代幣，進而強化良好的行為和耐心。對於較高功能的孩子，我建議口頭表揚，口頭同意一些預定的非有形獎勵，例如在任務成功完成後分配一定的時間從事他們的特殊興趣。

沒有人比我更了解例行公事對我們的生活幸福與否有多重要，但每個自閉症兒童一生中都會遇到無數次例行公事分崩離析的狀況。我理解善意的成年人整個生活都圍繞著孩子的例行公事打轉，以避免引發任何負面行為，但孩子必須意識到，總會有些時候是辦不到的。依賴有形的獎勵來執行某個例行公事，將創造出一個苛刻難以滿足的人。與其使用賄賂作為使其服從的手段，應該讓個體擁有多樣的應對工具和策略，以便在例行公事可能改變的情況下派上用場。

逐步修改例行公事

打破或突然改變功能性或非功能性例行公事，都會引起痛苦，因為如此將中斷連續性和可預測性的模式。要修改任何例行公事，無論功能性或非功能性的，務必放慢步調隨著時間的推移小幅度地進行，讓個體有機會適應。任何例行公事突然中斷都會帶來嚴重的焦慮，因為曾經可預測的事情現在變得不可預測了。打破例行公事就是偏離劇本。正如我在第一章中提到的，偏離劇本對自閉症者來說相當於在沒有降落傘的情況下跳下飛機。

替換一項非功能性的例行公事

嘗試以功能性例行公事替換非功能性例行公事時，需要以下行動計劃：

1. 一定要在實際修改相關例行公事之前，針對改變進行討論。任何狀況下都絕不要讓它變成驚喜，除非你想得到一個全面性的災難反應。在紙上創建一個工作劇本，寫出將遇到和／或預期發生的事。詳細解釋即將發生的事情，並向他們保證只會改變一小部分例行公事，直到他們適應為止。讓他們明白：你並非想破壞一個例行公事讓他無所依靠，而是用一些同樣帶來平靜的東西來替換它。

2. 如果可能，利用社交情景故事（social story）和／或用具體的照片作為例行公事修改一段區間後的標識符號，如此個體便能夠獲得一個「心理圖片」或將此新例行公事所涉及的內容視覺化。社交情景故事最適合年幼的孩子。至於青少年和成年人，個體可能傾向於反駁故事背後的原因、理由或邏輯。這個方法用我自己身上時，我往往會質疑社交情景故事，詢問更多的細節和「但萬一呢？」場景，這些場景容易偏離軌道而破壞故事的目的。對我來說，最好的方法是展示一個視覺化的時間線圖板，上面有預期發生的事的照片。
3. 成功完成某些步驟後，提供激勵因素或獎勵。自閉症者非常不願意改變。特殊的興趣或熱情所在，是最適合的激勵工具，因為那是我們樂於沉迷的領域。這可能是承諾個體在亞斯伯格課程結束後從事某個特別喜歡的活動，或者讓一個無口語孩童玩一個他最喜歡的玩具。
4. 對於有口語能力的個體，可以與他討論萬一課程中某些事情沒有按照劇本進行，哪些應對工具或策略是有效的，並確保個體在焦慮時可以使用得上。對於無口語個體，要為他準備好鎮靜用的刺激工具（stim tools）。請記住，個體的語言能力越弱，改變的步驟就必須越慢、幅度越小。
5. 對於流淚、不願繼續或乾脆完全拒絕參與修改，要有心理準備。為了盡量減少失敗的可能性，要修改任何例行公事前，請務必選在自閉症者沒有壓力或不是專注於其他事物上的時候。在適當的學習環境中，堅定地在一個領域成功完成課程、不要退縮，並堅持取得積極結果後才讓課程結束。（適當的學習環境的意思是，環境適於讓孩子或成人保持專注而不會分心，這樣課程的進行才會平靜，而不是讓孩子或成人可能感覺緊迫，進而變得緊張。

6. 記得：要逐步小幅度地改變。不要試圖在一夜之間改變非功能性的例行公事。這需要你的時間和耐心。
7. 最重要的是，一旦你們溝通過例行公事將如何展開，那麼在任何情況下都不要偏離，除非已經事先警告不可預見的變數，並準備好萬一發生時的備用劇本。讓我們用前面章節中提過的購物範例，其中自閉症者小提米被要求和母親一起去商店買牛奶。在這種情況下，母親詳細地編好劇本，說明活動將如何展開、說她只是去買一些牛奶和雞蛋。一旦進入商店，大家很可能都會突然決定：「好吧，既然人都來了，不妨拿一些其他東西吧。」如果你沒有提前溝通，而你的自閉症孩子注意到你要的不僅是牛奶和雞蛋，這將被他解讀成完全破壞劇本。這裡的例行公事是，以往母親在出發去買食物之前，總會完全傳達她的意圖和行動，以便提米可以直觀地了解會發生什麼。她沒有添加萬一必須發生偏離時可能的「B 計劃」或備用劇本。在這種情況下，她購買其他物品這件事，對個體（無論是兒童還是成人）傳達出的訊息是：她不可信賴。我知道這聽起來很刺耳，但這是事實。如果你有改變劇本的習慣，哪怕只是輕微但突然的改變，個體將更繁頻出現儀式的舉動，因為他在試圖應對你無法遵循既定秩序的狀況。

處理例行公事受到破壞

我可以誠實地說，更好的方法是教導提米：有時在不可預見的情況下，例行公事可能必須突然改變，那就是保留或備用劇本派上用場的時候。買預定的牛奶和雞蛋以外的東西這麼簡單的事會變得如此具有破壞性，是因為劇本失敗卻沒有備用計劃，這意味著從此時間點開始無法再預測這個事件的時間線。在這種狀況中，無論我們是否意識到這一點，我們都需要一個每分鐘詳細編寫的劇本。缺少了計劃，提米覺得自己像是在沒有降落傘的情況下被扔出飛機；現在他無助地墜入未知的世界。在這個商店的例子中，偏離也是母親做出的選擇。自閉症者是非常依據字面意思的。如果你開始不完全按照你所說的做，隨著時間推移，這將會導致自閉症者以非功能性的例行公事或儀式作為應對方法，來處理你與他的溝通。在這個案例中，最好的辦法是只拿牛奶和雞蛋，然後離開。

例行公事受到不可預見的干擾

如果在商店裡發生不可預見的干擾，例如有某個人、鄰居或朋友走到母親面前想和她說話怎麼辦？事實上我因為頻繁飛行而學會了一個句型，並把它拿來作為備用反應。在飛機離開登機口前，空服人員總會進行安全簡報，告訴我們在緊急情況下該怎麼做。他們在提到將座椅用作漂浮裝置時，標準說法是：「在水上著陸這種不太可能發生的事件中，您的座墊會兼作漂浮裝置。」不妨應用這個句型「在這種不太可能發生的事件中」來為可能的偏離編寫劇本。

如果母親對提米編寫這樣的劇本：「在遇見某個熟人想來和我說話這種不太可能發生的事件中，我會告訴他們你和我一起來，我們的時程表安排很緊，我不能停下來說話，或者我會和他聊五分鐘，你可以用手錶計時。」如此提前傳達你在這種可能的偏離中會做的所有舉動，並為這樣的情況制定替代計劃。

現實顯示，一生中會有無數次由於不可預見的情況造成例行公事被破壞或偏離，並且沒有 B 計劃或替代劇本。假設你帶兒子參加每週的足球訓練前，你們創建了一個例行公事，也就是你將需要比平時提前半小時出發，好在到達足球場前去吃隻霜淇淋。這已經成為一個有趣的例行公事，你們倆將有一段高品質的獨處時間，可以單純聊聊天。這也是你期待的。在最近這次車程中，你正行駛的道路上發生了車禍，完全無法通行。你前後都有車，所以完全動彈不得。此時顯然不但沒時間吃霜淇淋，而且練習足球遲到已是既定現實。你的兒子明顯變得焦慮，並開始執著於不能踢足球這件事。這對任何人來說都是一個痛苦的情況，但如果你火上加油地抱怨、發牢騷甚至咒罵，你的自閉症孩子就會接收到消極情緒，他的焦慮程度會急劇上升。無論你的孩子變得多激動，你都一定要保持冷靜並以低聲平穩的語氣說話。

在這種情況下，自閉症者別無選擇必須忍受；使用鎮靜策略也就格外重要。如果有一種能在孩子焦慮時讓他平靜下來的物品，請確保隨時好好收在車內，以防遇到導致孩子有脅迫感的不可預見情況。舉例來說，物品可能是玩具、或最喜歡的刺激工具，或聽音樂的 iPod。也可能是緩解他們焦慮的感官玩具（sensory item）。或許只是在車裡玩文字遊戲這樣簡單的活動，就能讓他把注意力重新聚焦到偏離劇本之外的事情。這裡有無窮無盡的可能，取決於個人。重點是你要知道什麼可以平息他的焦慮，並讓他可以取得和利用這些物品和策略。長遠目標是盡可能自我調節焦慮，而這必須在這類的情況下利用自我應對技能，日積月累才能達成。他會逐漸認知到：雖然不喜歡處於這樣的情境，但他別無選擇，所以必須學會應對當下，並從事一些建設性的事情來減輕自己的焦慮。

壓力對例行公事和儀式的影響

自閉症者壓力越大，就會越強烈地執行儀式或例行公事，或兩者兼有。如果行為幾乎明顯是強迫性的，這便是一個明確的跡象，表示個體正拚命試圖藉由連續重複執行某個動作或思想，以建立可預測性使得環境正常化。他們這樣做是為了讓自己平靜下來。我強烈主張，當自閉症者受到壓力時，如果他們可以藉由無害的儀式或例行公事通過壓力源而前進，那任何在場的人都應允許。陷入爭吵或戰鬥只會給自閉症者進一步的壓力，讓他們更強烈想執行你試圖中斷的儀式或例行公事，這是適得其反的。

說明無功能例行公事具有平靜作用的親身經歷

若要允許無害的儀式來應對嚴重的焦慮，那麼兩年前發生在我身上的經歷，應該就是證明這個論點的最佳範例。那是一個炎熱潮濕的八月下午，我和丈夫一直在修理農業機具，準備想割田裡的草曬乾。我們兩人汗流浹背，渾身都是泥土和油。我走進穀倉拿一些機械工具、把手伸進工具箱時，手腕被一把沾滿糞便的鋒利修蹄刀刺到，刺穿了手腕的肌腱。當開始大量流血時，我知道自己需要醫療協助。我曾有到當地醫院急診室的經驗，每次都以災難告終，溝通不良導致我完全崩潰。那種壓力太大了，除非危及生命，否則我選擇不去，因為即使我告訴他們我患有自閉症，但我看起來「正常」且受過教育，所以他們也不會相信。光是知道自己必須去醫院這個想法，就讓我每一根纖維都焦慮起來。當我受傷或病得很重時，我會變得安靜且想要獨處。我不會驚慌失措，也不會讓自己的情緒顯露出來。

我看著傷口，只是坐下來脫掉鞋襪，然後把襪子套在手腕上充當暫時的止血帶。我平靜地走到丈夫身邊，問他是否願意停止手邊的工作，考慮臨時去鎮上一趟。我丈夫知道我去鎮上有一套例行公事，這麼臨時的行程不符合我的個性。他立刻問我發生什麼事，我回答說我可能弄傷自己了，傷勢超出我有限的醫學知識能力。我向他展示傷處，他驚慌失措，因為（無法否認）有大量鮮血從我的手上流下，滴到地上。他邊跑進屋裡拿車鑰匙，邊叫我上車。我說除非我先洗澡，否則不能去。他開始爭辯說我可能會失血過多死亡，沒有時間可以浪費了。我反駁說，我知道自己沒有切斷動脈，所以沒有立即流血致死的危險。在我無論出於任何原因去看醫生的例行公事中，有一個必定要執行的儀式；我不可能為了任何理由忽略這個儀式。我的儀式是在離家之前先洗澡或淋浴，並換上乾淨的衣服。我執行這個儀式是因為知道看醫生結束時必定很難受，至少要乾乾淨淨地出門，讓我感覺自己對一次無法控制的不愉快會面取得一點點控制權。對我來說，這是沒有商量餘地的。這儀式有平靜的效果，因為它是可預測和單調不變的。這是一個典型的例子，說明最好考慮一下堅持不允許儀式會有什麼後果。

　　我丈夫意識到越是強迫我忘記「就這一次就好」，我越是焦慮，因而產生更深層次的儀式需求，這使得他也更心煩意亂起來。選項擺在眼前，他是要選擇堅持立場，然後我們在那裡爭論幾個小時，或者乾脆讓我多花五分鐘洗澡和換衣服呢？他的目標是儘快到達醫院，所以等五分鐘比站著爭論三十分鐘更合乎邏輯，尤其我處於無法理性溝通的狀態。眼前的情況很嚴重，可能危及生命。儘管我丈夫覺得我的沐浴儀式不合適，但為了不允許在他看來沒有功能但無害的儀式上而發生衝突，這時顯然不是好時機。他最初的確試圖和我講道理，但我對於醫院的預期感到焦慮，這削弱了我的認知和理性能力。隨著焦慮程度上升，身體將更傾向於本能的戰鬥或逃跑反應，從而降低認知的運作技能。對一個顯然深受壓力並訴諸儀式或例行公事來應對這種情況的自閉症者來說，以理性的心態來傾聽理由是辦不到的。在這種時候，試圖說理或期望他們解釋為何堅持從事那種行為，並非明智之舉。他們的行為不是一種挑釁，而是重新獲得控制感的手段。如果這個儀式或例行公事無害，但可能會稍微延遲你的時間安排，請記住那是一種減低焦慮的應對策略。強迫他們不這樣做，只會促使全面崩潰。若要改變你覺得不合適的儀式或例行公事，請務必是在個體沒有壓力的時候，永遠不要在他們處於壓力的情況下進行。

永遠不要介入儀式或例行公事

最後我必須強調，善意地嘗試介入自閉症者的儀式或例行公事，作為傳達相互支持和同理心的一種手段，將對自閉症者自行平靜的能力產生嚴重的不利影響。為什麼？

答案是：不可預料。

例行公事或儀式都是在執行一種可預測且不變的行為或活動。當你讓自己介入例行公事或儀式中時，你就變成了一個未知的變數，改變了可預測的結果。它將不再可預測，事實上反而讓個體產生更多的焦慮，因為他們無法控制你的行為。它將不再是儀式或例行公事，因為無法期望結果會與以往相同。你可以站在安全距離內監控例行公事或儀式，讓他們有可以冷靜的個人空間，但在不可預見的情況發生需要干預時，你也能在場。

| 第五章 |

什麼是崩潰？

在本章中，我將做一件自閉症者以外的人無法做到的事，也就是解釋我們在陷入崩潰時的思考和感受。在崩潰期間，我們的腦海裡會想到什麼？為什麼在這樣的事件中我們似乎不會感覺疼痛？在崩潰階段會發生什麼？一個經歷崩潰的人有什麼感覺？為什麼我們會失去對周圍環境的意識？在崩潰結束的當下，我們有什麼感受？

並非所有個體都會經歷崩潰

我必須強調，自閉症者會發生崩潰的狀況，但也一定比例的自閉症者似乎不會有明顯的發作，或根本完全沒有這個困擾。崩潰不是自閉症的必要條件。狀況可能完全相反，有些自閉症者沒有明顯表現出痛苦的外在行為，而是關閉；他們會完全抽離周圍的世界。關鍵是要記得：每位自閉症者是一個個體，雖然我將討論崩潰的跡象和症狀，但絕非適用在所有個體身上。每個個體都會經歷他們獨特的症狀，因此熟悉其觸發因素和反應非常重要。本書和其他所有關於自閉症的書籍都應該只是指南，提供你大致的資訊，幫助你更好地理解和處理自閉症的某些領域。請不要以為任何一本書，包括我的書，能夠準確地解讀每個有過自閉症體驗的個體。除了自閉症之外，還有一些因素，像是文化、環境還是家庭，都會給行為帶來強大的影響。話雖如此，所有曾經歷崩潰的自閉症者，他們的崩潰都還是有某些共同的跡象和症狀。

崩潰「不是」鬧脾氣

在處理自閉症特有的各種問題時，崩潰似乎帶來最多的關注和擔心。在我讀的書或參加過的研討會中，有太多人在解釋自閉症者的極端負面行為反應時，會將崩潰與鬧脾氣這兩個詞混在一起。可能有人會認為我太過吹毛求疵，但我甚至會區分崩潰和災難性反應，因為兩者的發作有明顯的差異。崩潰和災難性反應是非自願的，鬧脾氣則是為達成預期結果而有目的的行為操縱。崩潰是一種無意識的反應，而鬧脾氣是一種自願的選擇。了解崩潰和鬧脾氣之間的區別非常重要，因為它們的干預措施完全相反，使用錯誤的策略只會使兩種情況都更加惡化。我決定將崩潰和鬧脾氣分成兩章，以便可以詳細說明這兩種經歷，幫助你更加理解為什麼在嘗試干預之前，必須區分崩潰和鬧脾氣。

什麼是崩潰？

我有點難過，人們對於崩潰似乎仍存在著誤解。在處理行為時，不能只專注於藉由藥物或行為計劃來抑制症狀，而不去充分理解崩潰的綜合症狀。焦慮增加時的外在跡象或症狀是一種語言，可以清楚表達個體內心的感受。崩潰並不是面對龐大壓力源時適應不良的反應模式，而是對這些壓力源的一種本能性適應，因此在崩潰期間試圖糾正行為只會導致失敗。生命總能找到生存和適應惡劣環境的方法：樹木設法在陡峭的山壁上生長和茁壯；北極熊則生活在無法居住的北極地區。同樣的，自閉症者也藉由本能的「適應方法」，找到「適應」社會的方法，但當這些適應方法（應對策略）不被允許時，情況將無可避免地以崩潰收場。許多人的焦點似乎都放在崩潰後的策略上，以防止未來的崩潰，但我可以誠實地告訴你，這完全不可能。減少未來發作的唯一方法，是採用崩潰前（Pre-meltdown）的策略。在崩潰發生後立即或不久後施行崩潰後策略，效果就和在馬匹逃出馬廄後才關閉穀倉門一樣。為了有效處理兒童或成人的崩潰，您必須積極主動，而不是被動反應。

我創建崩潰介入措施的心路歷程

自從二〇〇五年四十四歲時被診斷出患有高功能自閉症

後，我便非常專注於理解崩潰綜合症狀，以及適當的介入措施。我這一生中，一直被爆炸性的行為反應所困擾，而原因在周遭的人看來往往是微不足道的問題。這樣的爆炸性反應主要發生在公共場所，儘管我討厭自己的不當行為引來人們的關注。諷刺的是，我發現當我獨自一人時，這些極端反應會大幅度減少，僅限於意料之外的變化打斷了我的即時計劃。我從目睹這些場景的人那裡得到的普遍反應是：我「太過戲劇化」和「自私」，堅持事情必須「永遠按照我的方式進行」。我知道這樣的印象是錯誤的，但我完全無法控制自己的行為。事後我總是感到無比沮喪和羞辱，因而開始避免社交接觸，因為我害怕自己的崩潰被誤解為故意尋求關注。

在被診斷出自閉症的三個月前，我決定去看治療師，幫助我發展社交技能，希望能減少或完全消除我在公共場合崩潰的狀況。諷刺的是，在與這位治療師諮商時我開始越來越頻繁地崩潰，嚴重到我最終不得不帶一位朋友一起去諮商，來協助瞭解出了什麼問題。幸運的是，這位治療師的兒子當時剛被診斷出患有亞斯伯格症候群，因此她很熟悉我一板一眼、具象的溝通方式，而且其實她內心裡已經診斷出我患有自閉症。我的那位治療師幫助一般人的成功率很高，但處理成人自閉症者的經驗不足。事實上，我是他第一個自閉症光譜的成年自閉症者。當時高功能成人自閉症並不像今天這樣廣為人知，大部分焦點是在亞斯伯格症候群的兒童身上；當時人們誤以為只有兒童會出現這種功能失調，而且誤解持續至今。加深這種錯誤想法的還有另一個概念：因為我們看起來很正常，而且在社會中似乎也還能正常運作，所以高功能自閉症可能在長大後便消失了。

我的朋友真是幫上大忙了，她向治療師和我指出，我在諮商時並不明白他所傳達的內容。我在他辦公室裡升級（加劇）的行為，都是由於溝通困難和對字詞定義和使用的誤解。我們都同意，我的進一步評估應該交付給更合格的專業人士，他們必須有測試成年人的精神疾病到自閉症等各種失調的豐富經驗才行。雖然我在短暫的社交技能訓練課程中，從未成功獲得任何有價值的社交技能，但我開始理解到，溝通不暢會如何迅速地發展成崩潰。這點在三個月後，等我進行測試來釐清自己到底是患有自閉症或某種精神障礙時，得到了進一步的解釋。那時我仍然不相信自己有自閉症，只是感覺自己在這個懶得遵守字典對詞語定義的世界中，對語言特別有天賦的人。過去我經常與任何行事沒有邏輯或道理的人爭論，但我的行為也因此變得情緒化和非理性。我覺得我是對的，世界是錯的。

在第二章中，我已描述過神經心理學測試如何導致我的「凍結」反應和隨後的崩潰。這次經驗的結果就是，我離開測試人員的辦公室，開始致力探索該如何更加理解此類場景是怎樣發生和何時發生的，以及我可以做些什麼來最大限度地減少它們。最初，這純粹是一種利己的努力，但當我開始探索自閉症的崩潰時，我發現有許多像我一樣，是在壓力龐大或過度刺激的情況下難以控制自己的人。我開始閱讀專門為處理崩潰所寫的書，它們推薦的策略往往帶有懲罰的色彩，似乎完全不合適。從本質上講，其中許多書都在訓練我們做出控制力以外的行為和反應。我與許多父母和自閉症個體談過，發現我不是唯

——個在崩潰期間被誤解為鬧脾氣的人。在這段期間我有一次受傷，需要立即到本地的醫院治療，那次就醫就像以前所有經驗一樣，以崩潰告終；我感到受羞辱，而醫護人員把我視為精神病人。我聯繫了本地自閉症協會的州立分會，知道他們有提供免費的自閉症認知培訓，我詢問他們是否有針對急診室人員的培訓計劃，以瞭解如何正確應對處於焦慮狀態的自閉症者。他們沒有這樣針對崩潰的培訓，但在我表達了自己的擔憂之後，他們問我是否願意創建一個這樣的培訓計劃，專門設計來幫助醫療專業人員與自閉症者有更好的互動，以避免可能的崩潰。有誰比一個擁有教育碩士學位的自閉症者，更適合推行這樣的計劃呢？

我同意了，然後我的急診室培訓計劃進行得非常成功。我開始旅行，首先到全州，然後到全國各地，教導各類專業人士如何理解和處理崩潰。來自各個機構的邀約多到不勝枚舉，紛紛要求我擔任顧問協助處理崩潰和行為問題。大獲成功促使我擴展了這個培訓計劃，對象囊括任何必須即時對崩潰做出反應的人，無論是醫生、保姆、教師或教師助理，還是雜貨店的店員。在合著者的幫助下，我們把這些資訊彙編成《處理崩潰：使用 S.C.A.R.E.D. 鎮靜技巧來應對自閉症兒童與成人》一書，於二〇〇九年由傑西卡．金斯里出版社出版。這本精簡且切中要點的書，目的是要在崩潰期間及時地緩和情況。但我很快意識到，雖然該書資訊豐富也充滿實用的策略，但並沒有完整解釋崩潰對比於鬧脾氣的力度變化（the dynamics of a meltdown verses a tantrum），至於我們是如何應對周圍世界的，也僅只透露了一點點，然而那是理解如何防止崩潰的一個極具價值的關鍵。你現正閱讀的這本書，可以算是增訂版，若要充分理解我們自閉症者在崩潰這種高壓歷程中的體驗，並更加領略我第一本書中的策略，那麼本書將提供你所需要的觀點。

是什麼導致崩潰？

崩潰是對壓力情況的極端情緒和／或行為反應。它們永遠是非自願的。崩潰來自於長時間暴露在感官觸發因素或認知超載的狀態，而沒有機會擺脫過於強大的刺激。通常，沮喪漸增並伴隨著焦慮增加是有跡可循的，但如果情況被忽略的話，焦慮便會慢慢開始升級。至於災難性反應，則是對偏離劇本或不按計劃進行的非自願即時爆炸性反應。前一秒人還開開心心，下一秒就完全失控，這種強烈的反應是沒有預兆的。雖然我以發作來區分崩潰和災難性反應，但這兩者之間沒有其他主要的區別特徵。作為自閉症者，我對字詞的定義比較講究，但這兩者的介入措施是相同的。有些人更偏好其中一個用語，或在日常使用時交替以這兩個詞來描述相同的反應，對於實際應用影響不大。

偏離劇本：崩潰和災難性反應的主要原因

為什麼會發生？造成這種情況的原因多種多樣。災難性或直接強烈的負面反應，主要來自於有事情偏離劇本或未按計劃進行，而如此突然的更改或沒有備份劇本的原因，無法被理解。舉例來說，假設你每週二下午會帶自閉症兒子「提米」去當地的健身俱樂部的游泳池。為了避免任何可能的崩潰，你在出發之前打電話去確定游泳池當天下午是開放的。你向自閉症兒子保證，游泳池確實是開放的，因為你剛打電話確認過這個事實，所以依計劃開車去健身房。這是他一整天的重點，他熱切期待能夠在水中玩耍。一切都很好，直到你們到達的那一刻。門上有一張手寫的紙條，上面寫著：「很抱歉造成您的不便，但游泳池今日關閉。」完全猝不及防，你兒子立即升級為極端的負面反應，伴隨著哀嚎和撞頭。你提議明天再來作為彌補，企圖想藉此讓他平靜下來，但換來的是更多的焦慮和眼淚。他的反應不只是失望，而像是被這件事完全擊垮的感覺。這種災難性的反應，事先沒有任何壓力源所導致的焦慮積累，不知從何而來。為什麼？發生了什麼事？

自閉症孩童提米不明白為什麼計劃會突然改變。那張紙條沒有具體解釋游泳池為什麼關閉。提米之所以做出如此極端的反應，更重要的理由是他偏離了劇本。還記得我說過，偏離劇本就像在沒有降落傘的情況下跳出飛機一樣可怕，以及我們渴望每個清醒的時刻都要編好劇本嗎？計劃或劇本是去游泳。而去游泳這件事的劇本時間框架，包括游泳活動本身的一段時間，加上往返的時間。下午剩餘的時間一直到晚上的劇本，都必須根據去游泳的計劃來編寫。現在突然間這段空白被無劇本的時間填滿了，當天接續在此活動後面的其他所有劇本都必須被揚棄。你的孩子是否會看時間並不重要，無論有無口語能力，大多數孩子對愉快活動的時長有很清楚的工作概念。如果你不相信，那就試著縮短一次與自閉症者經常進行的有趣活動，然後觀察他們的反應。我身邊有一些無口語孩子，他們不會看時間，但對於重複進行的愉快活動或例行公事的時間框架，概念甚至比我還清楚。

在這個本應該被水上活動佔用的時段，提米沒有可用的劇本。這個空白時段現在是不可預測且沒有劇本的。不可預測性會滋生恐怖，而恐怖導致無法控制的自我保護本能反應。

未接收到可理解的答案：崩潰的另一個主因

崩潰的發生可能是由於問題沒有得到澄清，或沒有得到可理解的答案。無法定義的句子，像是「也許晚一點」或「我很快就回來」等，沒有開始或結束。對我們來說，這是一種不確定或懸而未決的狀態，因為沒有確定的時間框架。即使是「不」這個字也會引發某些個體崩潰，尤其是無口語能力的他們，因為它是一個沒有描述性的詞。這正是我在神經心理學測試時發生的事，當時我要求測試人員釐清如何完成子測試的模糊指示。還記得吧，她唯一被允許給出的回應是：為了不干擾測驗結果，她只能重複問題。這不是一個答案，因為它沒有解決「為什麼」不能這樣做。我需要要事先得知，為何釐清做題指示會大幅改變測試結果。儘管在所有測試結束後，她確實詳細解釋了原因，也的確是合邏輯的，但為時已晚，此刻已無法預防我的崩潰。

兩種類型的崩潰／災難性反應：認知和感官崩潰

崩潰或災難性反應有兩種類型：認知的和感官的。

認知崩潰

如同我之前所說的，自閉症者是問題解決者；我們需要合邏輯的具體答案，並將投入大量時間和精力，試圖為令人痛苦的事提出可能的解決方案。由於天生衝動，光譜中的許多人會「執著」於最壞的情況，因為他們傾向於在掌握所有事實之前就直接做出結論。當他們的大腦拚命想找到一個合乎邏輯的反應時，通常會過度思考，造成認知超載，因為他們的推理只基於他們能猜測到的資訊，而不是所有的事實。認知超載也有可能來自太多不明確的口頭指示或開放式問題，因為不明白他人的要求是什麼，從而提高了挫敗感。大多數認知過載會發生，不是因為某些事情偏離了劇本，就是溝通不暢。

● *認知超載和崩潰*

認知超載會導致崩潰。為什麼？因為大腦工作過度，它正在試圖找出解決問題的方法，但只創造了當下無法驗證的無限可能性。它與電腦卡住或當機非常相似。你是否曾經在發送電子郵件時按下傳送鍵，卻發現什麼也沒發生？如果你和我一樣耐心不足或是電腦新手，就會再按一次傳送鍵。但發現仍然沒有任何反應，所以在沮喪中，你快速連續按了傳送鍵二十次。小箭頭圖示變成一個沙漏，而且螢幕上方彈出一條消息，指出你的電腦沒有回應。實際上，電腦卡住是因為你沒有給它時間來處理第一個請求，接下來它不理解你在問什麼，因此你不斷按傳送鍵來「糾纏」它快往前進。這時讓它再次回應的唯一方法，是關掉電腦並重新開機，如此才能重新啟動。這與認知崩潰期間自閉症大腦中發生的事情非常相似。大腦在認知上超載，無法再運作，所以它「當機」，讓本能的自我保護模式接管。在那個時間點上，我們是無力控制的。

第一個失靈的系統是我們的溝通能力。在某種程度上，大多數經歷過崩潰的人都知道自己正在失去認知功能；為了拼命試圖奪回控制權，我們會在失去溝通能力之前加倍努力地溝通。諷刺的是，這麼做只會增加壓力和負荷，導致大腦進一步關閉。我親眼目睹過一個人陷入崩潰時臉上驚慌甚至恐懼的表情。那真的讓我感到很不安，因為我知道他們正絕望地試圖阻止崩潰的進展，但隨著認知功能受損，當下是不可能進行自我調節的。這種感覺是一種內心的無助和絕望。不知何故，你知道自己將失去對周圍環境的大部分（如果不是全部）意識；你將受到周圍人的擺布，沒有任何自我主張的能力。

隨著這種驚慌感的增加，戰鬥或逃跑反應會受觸發，有效地關閉所有認知處理，並訴諸原始本能的自我保護模式。在這個階段，個體將無法辨認周圍的人，包括父母、兄弟姐妹、照顧者或老師。這對我們來說非常可怕。這個時間點很危險，如果干預者試圖觸摸或約束處於該狀態的個體，就很可能會受傷。在此期間，個體可能像是「斷電」或完全不知道自己是誰、身處何處，也不知道時間和情況。使情況更形複雜的是，這個階段的疼痛閾值往往會急劇上升，以至於從事自殘行為、身體受到約束、週遭環境可能造成自身身體傷害的當事人，將不會意識到任何疼痛。這是由於戰鬥或逃跑反應抑制了疼痛反應，好讓個體可以逃到安全的地方，或有力量為自己的生命而戰。

這時自閉症者可能會嚴重受傷，但在崩潰結束之前他們不會表現出任何痛苦，這時候的他們是真的有可能死在他人手裡的。如果你試圖在這種狀態下強行約束某個個體，他們為了獲得自由會更用力反擊，因為別忘了，他們完全不知道你是誰。他們此刻所能感知的，是有一些外部力量正試圖傷害他們，所以他們必須反擊以保護自己。反覆告訴他們你是誰、你只是想幫忙，他們也聽不進去，因為認知功能在這段時間已經暫停。自閉症者受束縛時很容易會窒息而死，但他們也不會意識到這一點，因為他們只會加大力道想掙脫。這就是戰鬥反應。

● 過多選擇導致的崩潰

當給個體太多選擇時，即使是愉快的選項，也往往會發生崩潰。例如，你決定帶自閉症的提米去玩具店，作為成功完成某個重要目標的獎勵。你告訴他可以在商店裡挑選任何玩具。提米很興奮、開心，但一進店裡，他看到各種各樣的商品可供選擇，便開始大哭起來。儘管本應該是愉悅的活動，但碰到必須將可能性分解到只剩一個選擇時，認知超載便發生了。

在我剛開始進行關於自閉症的演講時，就發生過因為太多選擇而引發的認知超載。我習慣在兩個小時演講的中途休息十五分鐘，並在休息時間去喝一些主辦機構提供的免費飲料。在那時，我已經做過大約六次演講，每次的茶點都僅限於茶或咖啡；兩、三種果汁和一些軟性飲料。因為我每次選擇的飲料都是固定的，所以我很快地誤以為所有演講提供的飲料種類都大致相同。有次到一所大學演講時，到了茶點休息時間，我走到茶點桌旁。由於我是演講者，出席者讓我第一個排隊選飲料。預期看見通常飲品的我，完全被他們提供的飲料選擇嚇到了。至少有十幾種不同的果汁，各種口味的茶，有調味和無調味的咖啡，以及各種各樣的軟性飲料。我對選擇的數量感到震驚，無法處理我眼前的場景。我凍結了，無法思考或移動。陪同我參加演講的人看到我的困境，迅速而冷靜地做出反應，解決了可能造成崩潰的問題。當她看到我「卡住」時，她只是拿起兩個可能的選擇，放在我的面前，簡單地說：「黛比，蘋果汁還是柳橙汁？」

這句話足以重新定位我的思考，從怎麼可能只選擇一種飲料，轉到只專注於直接放在我面前的東西。我可以從僅有的兩個選項中進行選擇，整個情況自行解決，沒有發生任何意外。

如果當我明顯無法做出選擇時，這個人開始糾纏不休，說一些類似：「快點，黛比，後面還有人在等。妳佔據整條隊伍了，快點選就好啦。快啊，妳還在等什麼？」

那樣的回應會加深我的挫敗感，直到我無法承受的程度，因為我在認知上無法處理這個抉擇。選擇太多時，我的大腦需要更多的時間來弄清楚如何自行縮小飲料的選擇範圍。當我很明顯有有認知障礙時，這樣的糾纏不休只會增加我認知功能的壓力。糾纏不休的回應會導致崩潰。

● *在崩潰時逃跑*

有時在崩潰期間，個體會突然逃跑。這與戰鬥反應的起因相同……是一種本能。本能保護模式被觸發，使他們逃離高壓的情境。這同樣也是崩潰時一個特別危險的階段。在這個時刻，大腦中沒有認知處理或功能，只有無法控制的衝動想逃到安全的地方。逃跑者傾向於躲在黑暗的密閉空間中，例如壁櫥裡、床下、傢俱下，或者小縫隙中，例如建築物內或建築物下的爬行空間。有些人可能會跑進森林，尋找黑暗的洞穴、難以進入雜草叢生的區域，甚至可能是池塘或湖泊等水源。為什麼？這是因為自閉症者的本能反應正在消除任何由於認知或感官超載而生的刺激。由於受到過度刺激，任何形式的進一步外部刺激都會增加壓力程度，此時得需要超載的大腦來解讀和處理刺激，但它是辦不到的。因此，個體將尋找完全沒有任何刺激的黑暗安靜之處，來補償過度刺激；這也非常危險，因為個體純粹是出於本能而逃離的，他們無法認知周圍的環境。一旦進入一個可以平靜下來讓認知功能開始恢復的地方，他們可能會意識到自己身處一個陌生之地。不認得回去的路，會引發他們的恐慌，第二次崩潰便可能發生。

● *從旁觀察崩潰中的自殘行為*

有些自閉症者，尤其是無口語個體，會在崩潰期採取自殘行為，例如撞頭或咬自己的前臂和手。這通常是一種表達沮喪程度的溝通形式，但有時也可能是將一種壓力源轉移到另一個壓力源的方法。這種行為可能在大腦超載時試圖感受到一些感官輸入。不幸的是，由於疼痛閾值提高，他們無法意識到想尋求的滿足感，因此加劇了自殘行為。有時他們可能會咬自己，但大腦的本能模式將其解讀為來自外部的攻擊，結果更加強咬的力道作為防禦反應。

自殘行為背後的原因很難確定，因此如果你身邊有從事此類行為的個體，請徹底調查此類行為是何時、為什麼以及如何建立的，這一點至關重要。一般來說，自殘行為是對壓力源的極端行為反應，在無口語個體中尤為常見，作為傳達嚴重痛苦的一種方式。不幸的是，這種行為可能是源自身體或心理潛在嚴重創傷的結果。有時這些原因並不明顯。我在此領域的諮詢工作中發現，無口語兒童的自我傷害行為，往往是由於善意但不適當的干預而變得根深柢固。它通常早在實際崩潰的幾個月或幾年前的升級階段便已開始。請記住，所有行為都是一種交流形式。當孩子開始將行為升級為身體表現，例如捶打、擺動四肢或讓自己摔倒在地上，若此時有人試圖約束他們，希望制止這些行為或使個體平靜下來，只會增加他們的焦慮程度，致使他們藉由啃咬或撞頭來表達挫折。這會導致進一步的壓制行動，進而觸發強烈的本能自我保護模式，同時降低認知功能。到某一種程度時，身體會以為自己正遭受攻擊，而產生咬人或撞擊自動反應。

然後這會變成一個惡性循環，干預者試圖在崩潰期間阻止這種行為，只會增加自殘行為的強度。我與數百名曾試圖阻止無口語自閉症者此類行為的照顧者和專業人士談過，他們一致確認這樣做只會讓情況加劇，使得崩潰變得更糟。

● *亞斯伯格症者會發生自殘行為嗎？*

撞頭甚至啃咬確實也會發生在高功能自閉症和亞斯伯格症的群體中，但並不十分常見。這種行為極難診斷是崩潰或是鬧脾氣，必須瞭解個體一般是如何處理壓力源和挫折的。由廣泛的指導方針看來，自殘行為在越早期的升級階段開始，就越有可能是一種經學習而來用來引起注意的行為。我將在第六章討論鬧脾氣時再細談這個問題。只要他們在認知上對周圍的環境有所意識，那麼這就不是本能的反應。也就是說，他們未必總是選擇這種行為。一旦戰鬥或逃跑反應被觸發，自殘行為就可能變成一種本能的防禦機制，儘管這個機制是有缺陷的。同樣的原則也適用於有或無口語能力的個體：在這段時間內絕對不要限制他們，因為這只會增強這些行為。要等該個體認知功能齊全且沒有壓力時，再處理此類行為。

● *崩潰時身體的生理反應*

要想理解如何在崩潰期間有效地進行干預，還必須先瞭解崩潰期的生理反應要素。焦慮對身體帶來的影響造成崩潰這個重要的反應，然後反過來又會引發戰鬥或逃跑反應。在每一次崩潰或災難性反應之前，一定有逐漸攀升的焦慮，這會表現在外在的行為上。發生的時機通常是在自閉症者的挫敗感因某些壓力源而增加時，例如受到過度刺激；他們提出的問題無法得到可理解的答案，或者計劃和劇本突然改變。因此而產生的焦慮，導致腎上腺素湧入身體，為他們的戰鬥和逃跑反應做好準備。如果焦慮不能透過解決或補救情況來控制，將繼續積累，直到達到觸發戰鬥或逃跑反應的臨界點。

大自然設計我們的身體時，有許多自動防止故障的機制。在戰鬥或逃跑反應期間，就有這樣一個自動防止故障裝置。在大腦從認知功能切換到本能功能之前，身體會自然地試圖藉由增加身體活動來釋放腎上腺素的量，類似釋放閥的功能，以此來「宣洩」或燃燒積累的激素。這種宣洩大都表現在可觀察到的跡象中，特別是自我刺激行為的增加。每個人，無論是否患有自閉症，當焦慮升高到戲劇性的程度時，都會訴諸這種形式的釋放。當非自閉者感到焦慮或被激起戰鬥反應時，經常會出現呼吸加快、握緊拳頭和踏步的現象。但試圖強行阻止自閉症者從事此類行為，只會增加焦慮並迅速發展成崩潰。這些行為是即將崩潰的警告訊號。最好的做法是嘗試找出突然引發焦慮的原因，並處理原因的根源，而不是把焦點放在類似刺激的行為上。我將在第六章中談到不適當的刺激行為，但現在重點是你必須允許自閉症者藉由刺激來進行身體釋放。這是我們的自然應對機制，有助於我們平靜下來。我經常在壓力下從事刺激行為，藉此自我調節逐漸升高的焦慮程度。

未加控制的焦慮最終會導致崩潰。你應該為即將發生的戰鬥或逃跑反應的尋找警告訊號。認知功能會在接近這個時間點時下降，像是連續不停說話、不連貫的句子或思緒、對某個主題堅持不懈、仿說（echolalia）以及理解和回答問題有障礙等行為經常會出現。

● *常見的警告訊號和行為，代表焦慮增加、導致崩潰*

- 刺激行為增加，例如加快踱步、搖擺、拍手。
- 仿說（連續重複相同的單詞或句子）。
- 突然開始反覆唱歌或哼唱一段旋律，且強度漸增。
- 理解或回答問題出現困難。
- 對某個喜歡的話題堅持不懈，尤其是在壓力情境中。
- 喋喋不休大聲說話。
- 碎片化和／或不連貫的想法、句子和行動。
- 衝動或魯莽行事造成自我危害。
- 進入他人的私人空間，甚至可能直盯著對方的眼睛。我曾無數次目睹這種情況，當個體絕望地試圖被理解時，會試著靠近你或侵犯你的個人空間來傳達這一點，他希望得到你的認真對待，並看清你的表情。

- 任何表現焦慮的外在身體特徵，例如抖腿、抖手、神經性抽搐、自發的語無倫次或類似於妥瑞氏症的動作。
- 無法辨認熟悉的人、地點、物體或特殊興趣。
- 在伴隨有刺激行為的身體訊號時，無法重新定向返回原先進行的任務。
- 對你提供的任何可能解決方案都要執意著眼於問題層面並追問「如果……怎麼辦」。

當然，所有個體表現焦慮的身體訊號各有不同，有無限的可能性。我要再三強調，最重要的是去瞭解與你共處的人。提前了解他們對壓力源的行為或反應，並隨時加以留意。同時你要預先知道哪些應對機制可以讓他們平靜下來。

●「凍結」反應預告了崩潰即將發生

如果焦慮被忽視，問題最後仍然沒有得到解決，或以非常突然和出乎意料的方式處理，就會進展到下一個階段，也就是戰鬥或逃跑反應。在這種反應被觸發之前，大腦必須從認知功能完全切換到本能功能，而這會發生在「凍結」反應期間。作為一名專業的野生動物康復員，二十四年來我照顧過許多受傷或孤兒野生哺乳動物，並在牠們準備好時野放。動物確實有認知功能，但不如人類先進。牠們主要是憑本能的生物；在我作為康復員與牠們共處的過程中，我不得不真正成為尋找痛苦訊號的專家。在戰鬥或逃跑反應中的動物是非常危險的。牠們不是攻擊你，就是試圖逃跑；對於處理牠們的人來說，兩種場景都相當可怕。我學會了尋找預告將對我發動攻擊或試圖逃跑的「凍結」反應。某些動物的反應會很戲劇化，另一些動物則非常細微。我必須熟悉每隻動物的行為模式，以識別該個體特有的凍結反應。如果你嚇到一隻在你院子裡徘徊的野貓，牠們做的第一件事就是凍結。只需凍結一秒鐘，就能讓大腦啟動戰鬥或逃跑反應，並選擇最適合當下情況的動作。同樣地，當你夜間開車行駛在鄉間小路上時，被大燈照到的鹿也會凍結，暫時無法移動。這也是戰鬥或逃跑反應的初始階段。

許多寵物主人在試圖介入寵物與另一隻動物打架的時候，會意外被咬或受重傷。當寵物切換到完全本能的反應時，是不認識牠心愛的主人的。當牠感覺到被觸碰，便會自動將觸碰視為威脅，並且發動攻擊來自我保護。這在狗的攻擊事件中很常見，主人試圖阻止動物打架，結果卻被自己的狗弄傷。當狗兒平靜下來時，不會記得曾經發生過的攻擊行為，因此又重新對主人表現出愛意。

在自閉症者即將失去所有認知能力之前，你會在他們身上看到凍結反應。有些人的反應可能像受驚的動物一樣明擺在眼前，有些則非常細微，譬如眼神像是望向遠方。根據壓力情況，同一個人的凍結反應可能會有所不同。

有一次，我在觀察一個亞斯伯格綜合症的小孩上課時，發現他對於理解課程有困難。這節課的教學方式甚至連我也感到困惑。有一次，老師要求他用自己的話重複剛剛聽到的內容，好確定他真的理解。他的表情立刻變得茫然，眼神像是盯著遠方，試圖引起他注意也無效。我開始看到焦慮程度迅速上升的證據，因為他開始瘋狂地拍打雙手。老師立即去找護士，因為這孩子被診斷有癲癇，這場景是他癲癇發作的典型例子。他只會在壓力很大時癲癇發作。由於我很熟悉他的鎮靜策略（calming strategy），所以在等待護士到達期間實施了這些策略。只用了短短幾分鐘，小男孩就利用他的行為計劃中所記錄的個人鎮靜策略，恢復到正常狀態。護士很訝異癲癇發作減輕得如此迅速，因為在過去，他會趴在地板上揮舞手臂，無法控制地哭泣。我有多年的緊急醫療技術員經驗，曾在一家救護車公司工作。在那段時間裡，我處理過多次癲癇發作，已培養出一雙訓練有素的眼睛來辨識癲癇發作的各種身體表現。在這次的情況中，根據男孩所表現的症狀，我本能地知道他並非癲癇發作，而是老師出奇不意地要求他重複她剛剛說的話時，他啟動了凍結反應。沒有適當的崩潰策略來緩和情勢，他只能繼續往戰鬥或逃跑反應的路徑走，結果就是崩潰。

我的意思當然不是所有被診斷有癲癇的自閉症者都只有崩潰。這種診斷應該保留給具備專業知識的神經科醫生，只有他們才能評估一個人是否患有這種疾病。我要說的是，雖然很多自閉症者被診斷患有癲癇症，但我不禁質疑會不會他們其中有一部分人只是表現出凍結反應，而不是輕微的癲癇發作，尤其是那些只發生在高壓時期，並可藉由實施鎮靜技巧來停止的行為。癲癇發作和崩潰確實有一些共同的「症狀」。在全面崩潰的情況中，可能會有一段斷電期，此時個體對周遭環境、發生了什麼、誰在那裡，都完全無所知覺。在崩潰中撞頭的個體，似乎不受疼痛的影響。崩潰後，他們通常身心俱疲，一陣子無法集中注意力，也不記得剛剛發生了什麼。這些行為模式與癲癇發作非常相似。

● 緊接在激動的崩潰期之後

我必須強調，緊接在崩潰期後還有一段關鍵時間。隨著個體的認知功能開始恢復，他們會對周圍的環境有所意識，如果是不熟悉的環境，他們很容易在恐慌中做出反應。如果個體被移出他們在崩潰期間留有最後記憶的區域，他們將完全迷失方向，這可能會引發恐慌發作，然後又開始另一次崩潰。我和一些學校官員談過，他們表示學校的政策是當有自閉症學生崩潰時，就報警甚至叫救護車，或者將他們強行移到學校的護士辦公室。想像一下，如果他最後的印象是在數學課上，結果卻在護士辦公室「醒來」（恢復意識），有自閉症的提米會感到多麼恐懼。場景不熟悉，人也不熟悉，而且一切都不在原先的劇本上。接下來所有對話很可能都會集中在剛發生的事和學生的行為上，並且詢問他們為什麼崩潰。他們感覺身心俱疲，滿心的懊悔，在崩潰後這段還迷迷糊糊的時期，幾乎不可能從他們那裡得到任何理性、具體的答案。試圖討論剛發生的事所帶來的壓力可能引發焦慮，從而升級成另一場崩潰。在這段時間與自閉症者共處的人，務必要以具體明確的語言提供安慰和回答他們任何可能的問題。

● 總結：認知崩潰期

1. 對溝通不暢、任務或工作感到挫折和／或困惑。
2. 焦慮程度上升體現在身體外在表現上。
3. 堅持或投入於手頭的問題，無法處理所提供的合理解決方案。
4. 大幅增加的焦慮伴隨非理性行為。
5. 從明顯可見到僅持續幾秒鐘幾乎難以察覺的凍結反應。
6. 出現戰鬥或逃跑反應，可能是緊急逃離現場，或哭泣、哀嚎、擺動四肢等，或者如果被觸碰，會有戰鬥行為。有些個體時可能會「斷電」，代表他們完全抽離任何形式的溝通。他們似乎「迷失」在自己的世界中，無法重新聚焦到當下。
7. 崩潰後起初會有悔恨感伴隨著身心俱疲。
8. 根深柢固的恐懼；擔心會在類似的情況下再次崩潰。如果處理不當，這將導致個體迴避任何與該次崩潰相關的任何活動。

崩潰的後果之一是，未來他們將避免參與和觸發上次崩潰的因素相關的活動或對話，這是因為創傷過於巨大，個體害怕又重蹈覆徹。重點是要在也許一兩天後，當所有人都平靜下來時，有人與自閉症者坐下來，系統地討論發生的事情，並注意要避免對抗的語氣，而是用肯定的客觀語氣，目的是尋找防止未來發生此類崩潰的方法。

● *感官崩潰*

感官崩潰與認知崩潰的模式相同，但發生的原因不一樣。自閉症光譜中的許多個體都有一定程度的感覺統合困難和強化的感官，這在特定環境中會造成感覺超載。身處一種或多種感官不斷轟炸的物理環境中，卻沒有任何辦法減少過度刺激，將造成與認知超載相同的效果。達到某個點時，身體將無法再忍受這種感覺，而發生感官崩潰。

感官的過度刺激是無法忍受的。以下有幾個非自閉者經歷類似的感官超載感覺的例子，讓你瞭解自閉症者在感官過度刺激的環境中所經歷的挫折程度。

如果你有養狗或貓，大概都有過寵物毛髮跑進嘴巴裡的經驗，你用舌頭在口腔內不斷翻攪，卻怎樣也無法準確找到其所在位置加以去除，那種感覺有多令人沮喪你一定很熟悉。你越是試圖用舌頭把毛髮捲起，就越感覺嘴裡像是有一百萬根毛髮。就算喝水也不能緩解毛髮仍緊黏在舌根的感覺。

晚上被蚊子在耳朵旁持續不斷的嗡嗡聲吵醒，也是一種感官超載的形式。過一會後你會忍不住用手在空中揮一下，但即使昆蟲飛到聽覺範圍之外，你心裡還是會預期下一波嗡嗡聲會再響起。蚊子飛在幾英尺外是聽不見的，但當牠離你的耳朵只有幾公分遠時，聽起來就會像是貨運列車飛馳而過的轟鳴聲。我不知道除了我丈夫之外，還有多少無辜的伴侶曾受害於枕邊人因為蚊子引起的感官超載而出現的非理性行為。在忍受了長時間噪音又無法入睡之後，你終於被蚊子搞瘋，一心只想殺死牠。最後牠停在你睡得正熟的配偶的額頭上，引誘你去拍打它，想當然爾你完全沒有考慮行為的後果，直接拍了上去。你的配偶驚醒，要求你解釋這無端的拍擊是怎麼回事，唯一合理的解釋是蚊子把你逼瘋了，你再也無法忍受。

走路時鞋子裡進了一顆石頭，不至於讓人跛腳，但大多數人不會忍受這種感覺太久，便會停下腳步脫掉鞋子把石頭弄出來。

所有人類在某個領域都有一定程度的感官極限。如果過濃的香水讓你感覺反胃噁心，就是身體正在對感官超載做出反應，無論你是否意識到這一點。一小塊乾草卡在襪子裡摩擦你的皮膚，或者樹葉掉進襯衫後面，對某些人來說可能無關緊要，但對另一些人來說卻令人抓狂。想像一下同樣的場景，感官提高了十倍會如何？對於自閉症兒童來說，衣服標籤摩擦後頸，那覺就和你被粗糙的砂紙磨破皮是一樣的。

感官噩夢是細數不完的，所以我要再次敦促你瞭解你身邊的自閉症者，以便找出他們的感官問題，並注意可能引發超載的環境。採取先發制人的行動，例如讓個體遠離這樣的環境，或降低刺激因素的強度。如果你的孩子無法忍受被觸碰，那就不要在電影上映當天或正熱門的時期，帶他去擁擠的電影院看電影。在那樣的環境下，人們在排隊等候時總會意外擦身而過，或甚至入座後會被想離座的人撞到。

● *感官崩潰與認知崩潰的區別*

與認知崩潰不同，感官崩潰更像是身體感覺的連鎖反應，要求的不是理性的解釋，而是要令人反感的刺激停止下來。它是身體對外部壓力源的反應，而不是對心理上的反應。過去，我曾試圖說服自己它不像我想像的那麼糟糕，我可以忍受，以此來應對即將到來的感官超載。我甚至理性地向自己解釋說，只不過是脖子後面一塊煩人的衣服標籤，這種微不足道的小事稱不上災難。畢竟，如果這對消費者來說是一場感官噩夢的話，服裝製造商就不會持續在襯衫背面縫上標籤。我從未聽說過公眾強烈抗議要求停止在襯衫和上衣的後頸處縫衣服標籤，因此，我試圖說服自己我只是反應過度。但儘管在邏輯上合理，我的身體還是凌駕了我的頭腦，最終我跑進臥室脫掉衣服，同時手裡已經拿好剪刀準備剪掉標籤。

● *接受感官極限*

在有感官問題的案例中，以逐步漸進的過程讓個體忍受特定壓力源來達到脫敏，必須謹慎進行。雖然現今有許多細緻的技巧可以幫助感覺統合，但仍存在某些限制，一個人是無法對特定造成高壓的感覺觸發因素脫敏的。我遇過許多善意的父母堅持要自閉症的孩子在充滿強烈感官刺激的漫長購物過程中

「一笑置之忍耐度過」，因為他們非常渴望自己的孩子變得正常。當我問事情進展如何時，答案通常都是「糟透了。」所以他們才會來向我求助。有時就是需要完全避開。像我個人就無法忍受與大型擁擠聚會相關的感官問題，所以我不會參加搖滾音樂會、擁擠的鄉村慶典和市集，或在耶誕節購物尖峰時段到購物中心。我知道自己的極限，並制定了應對的計劃，讓我能夠避開感官觸發因素，又不會阻止我與周遭的世界互動。

在制定減少感官崩潰的計劃時，專業治療師是最寶貴的資產，請讓他們參與制定此類危機處理的計劃。他們是訓練有素的專業人士，擁有豐富多樣的工具和技巧，那些都是設計來滿足感官渴望和有效處理感官崩潰用的。關於感官崩潰，重點是要確定哪些感覺觸發因素會引發崩潰，並試著減少或消除這些罪魁禍首。這是他們的專業，在處理噩夢般的感官問題時，他們的方法無論對成人或兒童都能同樣有效。

如果感官觸發因素變得過於強大，自閉症者可能會盡一切可能，以自身的力量讓人注意到壓力源。所以有著和衣服相關感官問題的孩子，在感覺強烈到無法承受時，無論身在何處，都會開始脫衣服。有聽覺問題的孩子如果被談話聲過度刺激，會在派對上對所有人大喊大叫，好讓大家閉嘴。他們可能會絕望到採取不適當的措施，來消除感官觸發因素。當你試圖限制他們這些行為時，如果靠得太近、侵犯到他們的個人空間，那他們可能會變得很有攻擊性。

● 總結：感官崩潰

- 感官崩潰是長期暴露於感官觸發因素之下的非自願反應。
- 與認知崩潰不同，因為過度受刺激的是身體而不是心理。
- 一旦進入完全崩潰期，認知崩潰與感官崩潰的介入措施是相同的。
- 在崩潰期表現出的行為，與認知崩潰非常相似。
- 如果有人試圖阻止個體減低令之反感的刺激，他們很容易變得有攻擊性、好鬥或有自殘行為。
- 若能在凍結、戰鬥或逃跑反應之前使用刺激工具，可以有效地平息或緩解令其反感的感官觸發因素所造成的壓力。

認知與感官崩潰

當機反應：崩潰期的另一個極端

不是所有人都會經歷外顯可見的全面性崩潰。有一部分自閉症群體反而是抽離，因為解讀溝通或接受命令對已經過度緊張的大腦來說，是額外的負擔。這些個體會變得非常安靜，似乎退縮到自己的個人世界裡。他們不會對口語命令做出反應，但仍舊經歷同樣的崩潰期，包括戰鬥或逃跑反應在內。如果你試圖用觸碰來強迫他們交流，他們也會本能地採取自我保護模式做出攻擊。這些孩子經常會坐在角落的地板上，或是哼唱，或只是從事重複的刺激行為，對周圍環境視而不見。處於內在崩潰的他們，不會表現出其他崩潰中可見的戲劇性行為，因此可能會被誤解為蔑視或拒絕完成任務。由於完全抽離，這樣的崩潰更難處理，因為你無法正確評估個體的感受，以及在當機期（shut down phase）該用哪些干預措施來協助恢復平靜。請記住，他們會抽離是因為認知或感官超載。在這種狀態下強迫溝通，只會讓個體更進一步從周圍環境中退縮。在本章前面，我談到了將當機的個體視為卡住時需要關機的電腦。盡量避免對已經超載的大腦提出更多的認知要求。給他們一個「重啟」的機會，也給他們一些「休息」的時間，讓他們可以利用自我刺激行為，專注地往內在緩解壓力。作為崩潰的一部分的當機，和由於不願順從而鬧脾氣的當機，兩者很難區分。你必須真正熟悉自閉症個體的觸發因素以及他對這些觸發因素的反應，才能知道其中的分別。

崩潰之後：強烈的悔恨、尷尬和羞恥感

一旦腎上腺素消耗之後，身體會自然但緩慢地從本能模式過渡回崩潰前的認知功能運作模式。個體可能不知道剛剛發生的事，但會對於公開表現出不當行為感到懊悔、內疚和羞恥。害怕因此被拋棄的心態是很普遍的。他們可能會不停地問：

「你還愛我嗎？」「你還是我的朋友嗎？」「我們還會再見面嗎？」

他們可能會膽怯地詢問，他們是否會因為自己的行為而喪失某個特權或出外玩的機會。有些人可能害怕回到發生崩潰的地方，因為擔心被目睹事件的人（尤其是同儕）嘲笑或拒絕。他們可能會因為內疚和羞恥感而過度順從，以此作為補償，而且在這段時間裡很容易衝動同意不符合自己最佳利益的條件。我在某家公司工作期間，經歷過一次可預見的崩潰，起因是公司沒有提供合理的住宿設備來抵消我被迫工作的環境中的感官觸發因素，儘管我早已對這個問題表示過擔憂。我盡了一切努力想避免崩潰，但它確實發生了；事後我非常懊悔，我的老闆擬了一份合約要我當場簽字，說如果我再次崩潰，就必須接受被解僱的後果。這完全侵犯了我的權利，但沒能阻止崩潰的強烈內疚感使我失去判斷力，因此簽了那份合約。最終，由於他們不願意提供合理的住宿，崩潰再度發生；我也不願忍受因無法控制的事而被解僱的恥辱，自行先辭職。

在後崩潰時期（post meltdown period），許多個體同意做某些事，只是為了在拯救自己在目睹崩潰的他人眼中的形象。他們在這段期間非常脆弱，並且很有可能被人佔便宜。他們需要的肯定而不是譴責。

| 第六章 |

鬧脾氣與崩潰有何不同？

崩潰或災難性發作，是由於認知超載或感覺過度刺激引起的非自願反應。這不是一種有意識的選擇或吸引關注的策略，而是一系列不幸的行為；有時發展得相當快、有時是由於長期暴露於壓力源之下而逐漸積累而成。崩潰不是一種有計劃的事件，必須每天達到一定的崩潰配額之類的。它們是發生儘管我們盡最大努力自我調節仍糟糕到不行的時刻。面對龐大的壓力源，崩潰釋放出生理性的自主身體反應，可以在戰鬥或逃跑反應中賦予最小的身材巨大的力量。我設計了具體的介入策略，讓崩潰降級或至少最大限度地減少其影響，若能正確實施將是非常有效的。這些策略我會在第九章加以概述。

簡單來說，當你試圖在崩潰中控制狀況時，你面對的是一個沒有思考，純粹憑本能行事的人。這段時間可能非常危險，如果他們碰巧靠得太近，會對介入者造成傷害。

值得慶幸的是，他們的攻擊對象僅限於侵犯個人空間的人，個體甚至不知道他們攻擊的是誰。他們絕對不會針對一個伸手不可及的特定人選。換句話說，如果你站在離崩潰的人大約兩公尺遠，就應該不會有被打到、咬傷或踢中的風險。

至於鬧脾氣，就是有意識的自願選擇，藉由行為操縱另一個人來達到想要的結果。鬧脾氣不僅是有計劃的，而且個體會選擇容易屈服於他們要求的人作為目標。在該利用鬧脾氣來操縱誰這回事上，無口語兒童與高功能兒童一樣聰明。到目前為止，我的諮詢服務有很大部分都是關於如何區分客戶何時是崩潰，何時只是鬧脾氣，並教授員工兩者的正確介入措施。崩潰和鬧脾氣的介入措施是截然相反的，因此必須非常確定發生的狀況是兩者中的哪一個。它們有時看起來幾乎一模一樣。

要真正確定個體是崩潰中，或者只是有不良行為，必須瞭解自閉症者是如何處理焦慮的。本書的前四章涵蓋了我們如何處理壓力源的基礎知識。如果你還沒有讀過前面的章節，我強烈建議你在繼續本章之前回去讀一遍，因為如果沒有那些知識，你幾乎不可能區分個體是對龐大的壓力做出反應，或者僅僅在表演。

處理崩潰和鬧脾氣的黃金法則

無論你覺得哪些介入措施或策略是合適的，處理崩潰和鬧脾氣的黃金法則都是一致性。為特定學生或成人制定也經其同意的行為計劃，在家裡和在學校都必須嚴格遵守。大多數的行為問題和鬧脾氣，都是由於一致性遭到破壞所造成的。無論是否患有自閉症，孩子就是孩子，他們都會測試父母、照顧者、專業人士和老師所強加的限制或界限，來試探對方的「弱點」。這並不表示他們是壞小孩，就是典型的孩子而已。在崩潰培訓課程之後，有無數的老師來找我抱怨，他們心裡很清楚某個自閉症學生是在鬧脾氣而不是崩潰，但父母一直堅持是崩潰，並以自閉症來當作這種行為的藉口。也有許多家長向我抱怨，他們的自閉症孩子崩潰發作，而且他們可以確定壓力源是在學校，但學校堅持孩子是為了引起注意在鬧脾氣，並拒絕提供可以降低孩子崩潰次數的合理設施。一般來說，問題在於不瞭解特定學生處理壓力源的方式。對於所有與自閉症兒童共處的人來說，最關鍵的是要記住在所有事情上都要保持一致性，包括行為計劃和不良行為的後果。

我記得當我還小時，有次我鬧脾氣，當時不知道我是自閉症的母親，以她所知唯一有效的方式處理了情況。她設定一個底線後，無論發生什麼都拒絕退讓。那年我大約七歲。晚餐時，母親的佐餐蔬菜準備了球芽甘藍，老實說我已不記得自己拒絕吃它們的緣由是什麼，我想應該是急於離開餐桌到外面的花園玩吧。這與感官問題或自閉症的其他因素無關，我只是不想順從，決定堅持自己的立場就是不吃。我母親的反應非常典型：如果我不吃蔬菜，就什麼也得不到，直到吃完為止。這意味著我連甜點也沒得吃。我不在乎，反正我已經吃飽了。我母親決定不想再於晚餐時聽我抱怨，所以我被趕下桌，並且被允許出去玩。我以為自己取得了巨大的勝利，因為我的挑剔和易怒讓我不用吃球芽甘藍就能離開餐桌。我母親完全沒有提高音量，甚至也沒說出我在餐桌上的表現不像個淑女這種話。我想她隔天早上肯定就忘記整件事了。

隔天早上，到了吃早餐的時間，我母親的行為與其他日子沒什麼不同，我也期待在上學前吃一頓愉快的餐點。然後她盛了六顆皺巴巴的球芽甘藍到我的早餐盤子裡，正是我昨天晚餐拒絕吃的那些。她用平靜的聲音提醒我，在我吃掉它們之前，沒有別的東西可吃。她的行為讓我很憤怒，我堅決拒絕，說我寧願餓死。接下來當然就是一頓說教，說第三世界國家的饑餓兒童要是有六顆皺巴巴的球芽甘藍吃，不知有多感激。我挑釁地手交叉抱著胸，告訴她可以把那些甘藍裝在護理包裡送去給他們。母親沒有反應，只是保持冷靜和鎮定，無視我的話。當時我還不知道，母親已經打過電話給學校的老師，告訴她情況了。她要求老師保持堅定的立場，萬一我在學校衷心地向她請求食物，也絕不要讓步。我母親決心給我一個教訓，要我知道她不會被我的鬧脾氣綁架。

我依舊固執地拒絕吃甘藍，飢腸轆轆地出發去學校。我確定母親現在一定會屈服，我會在午餐盒裡找到一個美味的三明治。我的確有備份計劃，以防我期待的三明治落空，被球芽甘藍取代。我相信在學校的午餐時間，如果我看起來真的很可憐的話，老師會可憐我，讓我吃一些她的東西。（那時我們沒有學生餐廳或熱食供應，而是用棕色紙袋或午餐盒裝自己的午餐到學校。到了午餐時間，我發現六個又皺又癟的球芽甘藍整齊地放在我的午餐盒裡。說實話，我非常震驚，以至於直到今天我還記得每一個細節，彷彿是昨天才發生的一樣。是時候實施B計劃了，我必須誇大事實，強調讓年幼的孩子帶如此沒有營養和噁心的午餐上學有多殘忍，要設法讓老師內疚到否定我母親的行為。我悲傷小狗狗的表情一定能打動她的心，操縱她給我一些好吃的東西。結果老師堅定地告訴我，如果我午餐不吃球芽甘藍的話，就像我母親說的那樣沒有別的東西可吃，你可以想像我聽到這些話有多驚訝。我問她怎麼知道我母親的打算，她回了一個老套的答案：「有隻小鳥飛進來告訴我的。」那時我意識到我母親不會讓步，而且現在老師已經站在她那邊了。她還會找誰來幫忙，又打算繼續多久？當下我就知道，無論我怎麼做都非吃甘藍不可了，於是我在午餐時吃了它們。或許是那時我已經很餓了，所以事實上嚐起來味道很棒，直到今天我還是很喜歡球芽甘藍。當我回到家時，我母親已經知道我吃了它們，她不曾再提起過這件事，而我再也沒有在吃飯時間挑戰過她。

這故事的重點是，我試圖以不良行為來操縱我母親。她並沒有與我爭論來強化這種行為。我母親一旦決定設下底線便堅守立場，這裡的關鍵是一致性。她知道，如果要在這件事上取得成功，就必須讓其他能影響我用餐的人參與她的計劃。她在家裡執行的策略，最終在學校也同樣被貫徹。我很快就意識到，鬧脾氣不會達到我想要的結果。當然，就外在行為而言，這個事件相當輕微。我沒有尖叫或扔東西，但這是我第一次決定挑戰我的母親。如果我母親沒有保持堅定和一致性，這將開創一個先例，知道她最終會讓步的我將來勢必會再度嘗試。那天其實很容易養成一種學習而來的不良行為，但並沒有。她像個權威人物般保持一致性和堅定，最終獲得了我的尊重。我的行為不是自閉症的結果，而是挑釁的結果。

鬧脾氣是一種選擇

與崩潰不同，鬧脾氣是一種學習而來的反應。鬧脾氣如果得到獎勵，只會隨著時間而增加強度和頻率。一旦這種行為被確立，就需要耐心、堅定和時間才能糾正這種根深柢固的操縱行為。不受控制的鬧脾氣可能會升級成對他人的攻擊性行為，此時個體實際上會針對某個特定的人，有意識地決定對他們進行身體攻擊。在鬧脾氣時是沒有認知功能障礙的，個體對於周圍環境完全有意識。我創建了一個清單，列出了崩潰和發脾氣的顯著特徵。請以此作為指南，幫助確定個體是崩潰或只是鬧脾氣。不過還是要謹慎使用，因為這只是一般特徵的指南。為了正確利用適當的介入措施，必須瞭解你的孩子或自閉症者的行為模式、觸發因素和對焦慮的反應。崩潰以及鬧脾氣的介入策略，必須針對不同人量身定製。

區分崩潰和鬧脾氣：清單

1. 崩潰總會涉及一定程度的認知功能障礙，鬧脾氣則不然。
2. 崩潰是對認知或感官超載的無意識反應。鬧脾氣是一種有意識的故意選擇，以某種行為去操縱他人。
3. 在崩潰時，刺激行為的強度會提高，不可控的焦慮所導致的身體表現也會增多。在鬧脾氣時，或許會有外在的身體動作，如踢、尖叫、揮舞手臂，但那些動作是可控制的，很容易為了達到所需的反應而變化。

4. 崩潰的爆發是由於體內積聚了過多的腎上腺素（壓力荷爾蒙），然後透過身體迅速釋放。這是有時間限制的，因為一旦荷爾蒙耗盡，身體就會恢復到崩潰前的狀態。通常時間為二十到四十分鐘，但也可能稍有差異。在鬧脾氣時，爆發可以持續數小時甚至數天，腎上腺素只會上升以滿足刻意的行為所需。
5. 由於腎上腺素達到臨界值，一旦崩潰達到戰鬥或逃跑反應，由於此種反應的本能機制，是無法停止下來的。鬧脾氣可以隨時立刻停止或間歇性地進行，因為它絕不是戰鬥或逃跑反應的結果。
6. 崩潰有與壓力源相關的特定觸發因素；鬧脾氣是對問題的對抗行為。
7. 崩潰時不會有討價還價的可能，那是鬧脾氣時使用的一種策略，用來試探底線的弱點，譬如像是「我不想吃掉所有的球芽甘藍，那可不可以只吃一顆就好？」
8. 不幸的是，如果個體變得過於激動，鬧脾氣也可能發展成崩潰。不過崩潰**永遠不會**轉變成鬧脾氣。
9. 因為行為被周圍的人察覺和目睹，會導致個體在崩潰後有羞恥、內疚、羞辱和悔恨的感覺。至於鬧脾氣，則是對達到預期的反應感到滿足，或者因為未能成功操縱他人而感到沮喪和某種程度的憤怒。
10. 崩潰結束后，個體身心俱疲，對於剛剛發生的事情就算有意識，也很有限。鬧脾氣的個體則對發作的情形記憶深刻，很少或沒有身體疲憊的狀況。

11. 在焦慮不斷升級轉為崩潰的過程中，個體往往不想說話，或與他人有深入的對話，甚至不想討論導致這種反應的原因，因為大腦的認知已經負荷過重，處理能力有限。在鬧脾氣時，這些行為是想尋求注意，希望對周圍的人產生最大的影響。
12. 崩潰中的攻擊行為從來不是針對特定的人，而是如果有人進入他們的個人空間時，所產生的自我保護本能反應。在鬧脾氣時，直接攻擊無辜的旁觀者或制定底線的人，是很常見的。

控制已確立的鬧脾氣行為

已確立的鬧脾氣是很難控制的，因為它們與過去的成功程度成正比。鬧脾氣一開始是一種反抗行為。如果成功，個體會繼續這種行為反應，先是用在未來相同的情況下，接著又用在其他情況。在這個過程中，一旦有人決定不屈服於他的要求，至此都僥倖得逞的個體不僅會感到驚訝，還會被激怒，所以開始將行為升級，以壓倒堅定不讓步的人。這就是為什麼第一次實施介入時，冒犯行為會急劇增加，就是希望嚇唬或欺負你，讓你屈服任他們為所欲為。這是一個極其危險的十字路口，因為有時這些個體會訴諸身體暴力來製造恐懼，以獲得控制權。

他們藉由剝奪你的權力來增加自己的權力，方式包括威脅對另一個人進行身體報復，比如坐在他們旁邊的同學；萬一你追究的話，甚至連你也會變成威脅的對象。這種對他人不受控制的身體攻擊行為如果不阻止，只會隨著時間升級，尤其是年輕的男性。

曾經有父母來找我，他們很害怕十幾歲的自閉症兒子生氣，因為他真的有辦法摔飛他們。他們想知道如何處理這種對他們的爆炸性憤怒。我提出一系列問題，詢問他們這孩子第一次人身攻擊是何時、為什麼以及做了什麼，結果發現這種從幾年前便開始的行為從來不曾受到懲罰。的確，這孩子並沒有把他們摔飛，而是當他被告知「不」的時候，會拍打或踢他的父母、兄弟姐妹或寵物。由於鬧脾氣時的毆打或身體攻擊被認為是「無害的」，所以從未被挑出來立即處理。我聽他們說了一堆允許這種行為繼續下去的理由，但這對於處理眼前充滿憤怒的局勢毫無用處。可悲的是，如果不加以控制，這種攻擊性行為將繼續升級，直到需要警察出手干預。孩子出現這種行為的年紀越小，立即消除這種攻擊性就越重要。有無口語能力的孩童都是如此。對他人身體的攻擊行為，沒有懲罰性的措施便是一種獎勵。

如何處理鬧脾氣

對鬧脾氣的最佳介入措施，是以不當行為所招致的後果

（懲罰）使其學到教訓。這個教訓便是不當的行為永遠不會帶來想要的回報，一個人必須尊重和服從權威。沒有討論、沒有討價還價、沒有妥協。對於每個行動，都要有所反應，無論正面或負面的。後果必須讓個體感覺到衝擊，更重要的是，必須確實傳達：某種特定的行為會直接導致怎樣的結果。鬧脾氣的個體必須在特定行為和實行的後果之間建立連結，才會學到這是對他們行為的反應。如果小強尼在該做作業時因為不想做而變得好辯，不要只簡單地說：「回你的房間。」這並不能解釋他為什麼被命令回房間：是因為他故意不做作業，還是因為和父母爭論呢？

比較好的回應會是：「因為你大聲跟我說話，現在回你的房間。」這樣子，行為和結果之間就有了連結。

盡量即時做出懲罰，這樣它的衝擊就會直接反映不當行為的程度。避免設定未來才會生效的懲罰，例如：「因為你行為不良，明天不能去遊樂場了。」這傳達了一個潛意識的訊息——他們僥倖逃脫了。若孩子在鬧脾氣結束後，在下午剩下的時間裡表現良好，他們便很難將隔天失去遊樂場的特權與鬧脾氣這個原因連結起來。由於害怕被誤解，我很不願意使用這個類比，但不妨按照訓練小狗的方法來思考。小狗會有錯誤行為時要立即訓斥，以便牠將訓斥與該特定行為做連結。如果你逮到小狗正在咬拖鞋，你不會等幾個小時才責罵牠，因為牠不會把懲罰與幾小時前發生的事連結在一起。這同樣適用於兒童甚至成人。

同樣重要的是，如果可能的話，必須無視冒犯的行為。做出某種行為是為了得到反應、任何反應，包括負面的反應，所以要用無視來表示你不認可他們擁有你全部的注意力。令人驚嘆的是，這些兒童和成人很清楚該說什麼才能從我們這裡獲得震驚的反應。他們會掠捕你的恐懼，知道那正是你的弱點。許多父母天生最大的恐懼之一就是，自己不是好父母。當小強尼用挑釁的語氣大叫說：「我恨妳，妳是個壞媽媽。」他這話通常不是真心的，而是用這種表達方式來操縱你讓你內疚。他知道這是你的恐懼，試圖以此來操縱你。如果你做出反應，他知道這策略是有效的，便會迅速確立起來。然後你會發現自己被他的要求所綁架。自閉症從來都不是不良行為的藉口。在這種情況下，對待自閉症兒童要像對待其他孩子一樣。

警語

另外關於讓個體走出舒適區去冒險這件事，我必須特別提出警告。有時光是想到要進行或嘗試新的或不同的事物，他們便會退縮或變得非常挑釁，特別是如果涉及到例行公事的改變時。他們的不情願有時可能被解讀為一種反抗行為，但實際上是由於不可預測性和對未知的恐懼。如果這種不情願伴隨著焦慮的增加，這代表他們需要更多劇本或有具體時間分配的細節，以便在腦海中創建一個工作劇本。他們腦海中可能沒有可期待的「景象」，這會讓他們非常痛苦。在這種情況下，他們不是鬧脾氣，而是因為陌生而變得焦慮。鬧脾氣時不會有認知障礙，他們的精力會集中在讓你屈服於他們的要求。再次強調，我給的是廣泛的指導方針，所以你必須認識與你共事或共同生活的個體，瞭解他們對壓力源的行為反應，以及他們在不良行為時會有什麼行動。

很多時候，光只是無視不良行為對當下的情況來說可能太危險，或者無效。底下這個無效策略的典型例子是發生在雜貨店，我們大多數人應該都經歷過：孩子想要一根糖果棒卻得不到，於是形成母子對峙的場景。結局通常是以下二者之一。孩子開始尖叫然後倒在地上，有其他顧客在場的話會更變本加厲。尷尬的母親開始講道理，甚至懇求孩子停下來。父母可能會試圖妥協，答應晚一點再給糖果。鬧脾氣的孩子將妥協解讀為乞求，視之為一個訊號，代表母親很好欺負並將屈服於他的要求。這通常會讓鬧脾氣升級，因為孩子不想晚一點得到糖果，他現在就想要。最後母親出於絕望和尷尬，屈服於這種不恰當的表現，將她之前說「不行」的糖果拿給孩子，好讓尖叫和騷亂停止下來。她試圖與孩子講道理，實際上卻強化了不良行為。孩子未來將會利用這種有效的手段來達到自我滿足。

第二種解決這種情況的方法，也是處理鬧脾氣的最佳和最有效方法。孩子開始尖叫著要糖果，並以戲劇性的方式撲倒在地。母親平靜地說：「瑪麗，如果妳現在不停止尖叫，妳和我會把購物車留在原地，然後妳和我一起回車上，直到妳安靜下來。孩子繼續尖叫和哭泣，所以母親牽起孩子的手，立即踏出商店往車子的方向走。當然，孩子尖叫得更大聲了，因為她知道自己的行為沒有得到所預期的關注。母親邊走邊向女兒重複說：「除非妳安靜下來，否則我們今天不會回到這家商店。」

每當我看到有母親堅持說到做到時，我都會走到她面前，肯定她做了正確有智慧的事。畢竟，孩子鬧脾氣讓她非常尷尬。在聽了我的鼓勵之後，母親總會感覺自己得到了認可，知道她並沒有被其他顧客評斷為一個殘忍的母親。在第二種情況下，母親沒有被困在戲劇化的場景裡，她處理鬧脾氣的方法是為不良行為制定一個立即性的後果。她給出一個明確的訊息，不良行為不會得到獎勵，而是會招致後果。

鬧脾氣時的攻擊性或自殘行為

還有一種情況更麻煩，就是孩子在鬧脾氣時自殘或對他人身體攻擊。這無論在任何環境中都幾乎不可能完善地處理，因為這需要該個體生活中所有人在處理此類行為時，都能保持一致。在正常情況下，無視不良行為是遏制鬧脾氣的最有效工具，但是如果兒童或成人開始用頭撞牆，或攻擊其他學生或老師，就絕不能無視這種不良行為。為什麼？因為鬧脾氣的兒童或成人如果沒有得到反應，會增加攻擊和／或自殘行為的強度，可能對自己或他人造成傷害。這是學校裡最難處理的情況。此類的鬧脾氣首次出現時，最重要的便是迅速採取行動。首先要盡可能降低傷害行為的影響，像是讓所有人（為了他們自身安全）都離開房間，或是在個體和受傷害的身體部位之間放置一些東西，來緩衝他們自我傷害的力道。如果在試圖保護個體免受自我傷害的過程中，個體試圖咬、踢或撞你，你必須立即後退，否則他們會攻擊你。在這種情況下，你能做的不多，只能約束個體直到他們無法動彈 。我通常並不支持這種強力的約束，但有時只能這樣，否則就得無助地看著一個孩子或成人嚴重傷害自己。此時始終與個體維持最低限度的對話，只要堅定地解釋如果行為繼續下去將發生的後果。

面對這種鬧脾氣，是該單純旁觀而不採取行動，或者要進行介入以防止人身傷害，都要靠主觀判斷。在不曾預先替攻擊性行為制定行為計劃的狀況下，如果有人可幫忙，請他打電話給孩童的父母，或者如果你是獨自一人，就等到鬧脾氣結束後立即自己打電話。你要強調這種鬧脾氣不僅只對孩子本人造成危害，並詢問是否曾為這孩子制定任何具體的行為計劃來處理這種行為。如果家長表示沒有，就得告知他們情況急迫需要家長、老師和／或團隊開會，制定一個行為計劃來處理這種強度的鬧脾氣。我們希望家長同意召開會議，提出遏制這種行為的有效計劃。但是，如果父母開始找藉口，或覺得情況不像你說得如此嚴重，那麼你的選擇將非常有限。現在唯一有效的工具是，在與家長舉行會議之前不准孩子返回學校或環境中。我知道這似乎很苛刻和不切實際，但除非你對攻擊性行為設定零容忍的界限，否則孩子和父母都不會理解這種不良行為的意義。我要再三強調，如果攻擊性行為成功導致了個體想要的反應，這種行為將一次又一次地重複，並隨著時間增加強度，對自己和他人可能造成嚴重的傷害。

成功的介入措施

如果已經為這孩子制定好有效的行為計劃，就使用它。此時最好向其他與孩子共事的學校專業人員尋求幫助，他們在場不僅可作見證，而且如果攻擊行為的暴力程度超出你能處理的範圍，他們也能介入。讓這些人觀察並記錄所目睹的行為，以及所施行的介入措施是成功或失敗，他們最好待在孩子看不見的地方，以免鼓勵暴力升級。請記住，鬧脾氣的個體是想要觀眾的，因此儘可能維持最少的互動和旁觀者，但你需要後援；為了因應你無法獨力處理的狀況發生，必須讓專業人士「待命」。在應付失控的個體時，你無法專注於周圍發生的所有事情，因次最好由其他人來記錄情況，否則在之後回顧事件時，你錯失的觀察對於修改行為計劃或許是至關重要的。這些紀錄意義重大，可提供詳細情況的第一手資料，而這些細節將透露對事件的一般回憶中所遺漏的大部分內容。

關於攻擊行為，你要記住的關鍵是，他們的目的是為了引起注意和操控。如果你情緒化地回應，像是生氣、提高音量，懇求他們停下來，或者試圖與他們討價還價，只是強化他們想操控你的心理。你必須用一種近乎單調的聲音，穩定、平靜和堅定地發出停止的命令。必須是命令，而不是請求或懇求。在激動期也不要講道理。只需在整個鬧脾氣過程中多次重複，如果他們不停止這種行為將招致哪些後果。將所有溝通保持在最低限度，以免讓個體得到鼓勵，以為自己成功玩弄了你的情緒。

不要容許他們靠近、攻擊你的身體！如果個體開始將攻擊目標指向你，請避開。走到桌子後面，或走到旁邊，永遠不要站在他們觸手可及的範圍內。如果對方正在丟擲東西，企圖將東西從他們緊握的手上移開，並不是明智的辦法，因為這會被他們解讀為一種挑戰，只會在你出手之前加快抓住物體的速度。在這種情況下，只能將個體限制在房間中，確保所有出口都關好，你自己離開房間，站在有玻璃窗的門後，或可以監控情況又不會危及人身安全的地方。個體一開始或許會因為挫敗而提升攻擊性，但如果你沒有反應，他們會迅速發現該行為沒有產生預期的影響而失去興趣，或者他們最終會體力不支。

鬧脾氣時的自我攻擊或對他人的攻擊行為，是極度不穩定的，必須立即處理以消滅攻擊性的爆發。不受控制的攻擊只會隨著時間增加，直到對自己或對目睹此種爆發的他人構成生命威脅。任何攻擊行為的藉口都是無法接受的，對鬧脾氣時的攻擊行為必須零容忍。

如何測試有口語能力個體是否為鬧脾氣

在試圖確定某人是鬧脾氣或是崩潰時，永遠記得要測試認知功能。認知功能是評估兩者差異的最有力關鍵。如果個體是有口語能力的，可以用一個你確知他們應該知道答案的簡單問題來進行認知功能測試，例如「我叫什麼名字？」和「你現在在哪個班級？」「你家住址是哪裡？」和「今天是幾號？」等等。

不複雜或不令人困惑的問題，可以指明個體是否正處於認知超載。如果孩子或成人回答不正確，看起來很困惑，或者開始結巴或重複某一個單詞、句子或話題，那就比較可能是崩潰。即使自閉症者處於尖叫、舞動四肢的狀態，也要問這些問題。如果儘管表現出戲劇性的行為，個體仍能清晰簡潔地做出回應，那麼很可能是在鬧脾氣。所有崩潰都有一定程度的認知功能障礙，取決於崩潰的嚴重程度。鬧脾氣則沒有認知上的困難。

同樣的測試原則也適用於無口語能力的個體，只不過由於他們沒有口語能力，所以你要就一個你知道他們可以完美執行的簡單任務給出命令。例如，瑪麗坐在椅子上，自己尖叫和劇烈搖晃，但你不確定這是鬧脾氣還是崩潰。從她自己面前的水杯裡喝水，是瑪麗完全有能力做到的，所以你可以用平靜而堅定的聲音說：「瑪麗，請妳現在喝面前水杯裡的水。」如果瑪麗伸手試著去拿，但卻拿了鉛筆或只是摸索著觸碰玻璃杯，這是一個很好的指標，表明她正處於認知超載而導致崩潰。但若你知道瑪麗每個字都聽到了，卻拒絕聽從你的命令，這時就要尋找反抗的外在跡象。這些孩子很不擅於隱藏自己的感受，如果你熟悉瑪麗的整體行為模式，就能確定她是崩潰還是鬧脾氣。不要忘記每個行為都是一種交流形式。非口語兒童非常擅於透過肢體語言來傳達他們的感受。

利用特殊興趣和／或物品來測試是否鬧脾氣

另一個測試整體認知功能來區分崩潰和鬧脾氣的辦法，是利用他們的特殊興趣和最喜歡的物品。若是一個有口語能力的孩子，狀況似乎正逐漸升級，你不妨提出一個與他們特殊興趣相關的問題，你知道這是平時他們會獨自滔滔不絕說不停的話題。根據我的經驗，即使是正在鬧脾氣的孩子似乎也會暫時擱下鬧脾氣的事，開始談論他們最喜歡的特殊興趣。然而，如果這個孩子或成人看起來很困惑、忘記事實，或者因為沒法正常回想起最喜歡的話題而感到沮喪，他們很可能正處於即將到來的崩潰的初級階段。

同樣的原則也適用於無口語兒童或成人，只不過我們要利用的是他們最喜歡的刺激工具或物品。假設無口語能力的瑪麗坐在椅子上尖叫和吵鬧。你知道她最喜歡的刺激工具是她的泰迪熊，那是她煩亂不安時會緊抓不放的頭號應對工具；平時她非常寶貝它，絕對不會粗暴地對待這隻絨毛熊。這時你把她最喜歡的刺激工具放在她面前，她卻毫不猶豫地把它扔到地上。你可能認為這是一個決定性的跡象，表明她是在鬧脾氣，對吧？好吧，你錯了，她很有可能是崩潰，為什麼？因為瑪麗在正常情況下絕不會將她最喜歡的刺激工具扔在地上，她這樣做表示她在認知上沒有意識到眼前的東西是什麼。

這個測試僅適用於個體最珍愛的物品。相信我，我見過無口語個體為了尋求安慰把各種東西丟在面前，但是當碰到他們特別喜歡的東西時，總會設法避免把那件東西亂丟出去。這表示他們沒有遇到崩潰時預期會出現的認知處理障礙。

尋找焦慮的跡象

一旦你確定認知功能是正常或有障礙後，請尋找另一個明確的跡象來驗證你的發現。這時你要觀察焦慮的外在跡象。如果你熟悉這位自閉症者、學生或孩子是如何處理焦慮的，效果會最好。雖然都會有很多肢體擺動和捶打的動作，但鬧脾氣時似乎更受控制或調節。個體表情會呈現憤怒的狀態，可以完全控制身體動作，並可以出於任何原因而暫停。而崩潰中會有無法自發停止或減少的強烈刺激行為，臉部表情將會是恐懼或恐慌。

非社交傾向

此時，請注意他們是否想獨處，或希望與你進行交流。在認知功能負荷超載的崩潰中，許多自閉症者會迴避與他人交流，因為這對已經過度緊張的大腦來說要求太高了。鬧脾氣的重點在於操縱別人給自己所想要的，所以很明顯此個體會想和其他人在一起，否則就沒有人可以操縱，鬧脾氣也就徒勞無功了。

有次我被叫去諮詢，對象是個無口語的孩子，據他的老師和助教說，他正在經歷嚴重的「崩潰」。他的行為包括撲倒在地，在地上大聲尖叫和激烈扭動，連對其他教室的學生都造成了干擾。不幸的是，老師和助教們因為害怕，無論他想要什麼都盡全力滿足。他的崩潰是和學習新任務有關。在這個學習階段，習慣上會用巧克力糖當作完成一個階段任務的獎勵，順便也激勵進入下一階段的任務。在某次成功完成任務時，提米想要兩塊巧克力糖，而不是平時的一塊。當老師說「不」時，他便立刻開始出現戲劇化的行為。他們越是開始和他講道理（以他們的說法是「解釋」），說明為什麼不能再要一塊，他的肢體行為就越激烈。此時老師陷入了恐慌，因此她召集學校的護理師、輔導員，校長和語言治療師來援助。小提米的表演因此有了觀眾。因為提米不會說話，他們以為他是因為不明白為何不允許有第二塊糖果而崩潰。那天，我有幸實際觀看了提米的行為。一切都符合我的預期，我觀察著提米的肢體語言，以及那些目睹他「崩潰」的人的反應。

（附帶說明：雖然許多自閉症者無法識別非口語的肢體語言，但這似乎僅限對非自閉症的非口語肢體語言。從我與其他自閉症者交流的經驗中，我發現他們在識別其他自閉症者的非口語肢體語言時，是非常準確的。這同時也說明了，為何許多自閉症者與動物之間會有獨特而神奇的連結。非口語肢體語言是一種對於感受的準確描述，它是誠實的。動物和自閉症者通常不會試圖藉由肢體語言來欺騙他人，或是以模糊的非口語手勢來作為一種溝通形式。）

我觀察了提米一會後，要求圍觀者離開走廊，盡量不要盯著提米的一舉一動看。然後我走到正尖叫著的提米面前，用平靜的語氣堅定地說：「提米，我不像你的老師們那樣，我不打算認可你的鬧脾氣。等你決定冷靜下來時，我會和你溝通。」當我說話時，提米一聽到自己的名字便立刻抬頭看我，這表示他的認知功能完好無損。說完我轉身背對他，任他尖叫和扭動。我接下來注意到的事，在我看來真是聰明極了，但我沒有告訴他。提米邊鬧脾氣邊移到我的周邊視野內。他知道我是自閉症者，並正確地判斷出我的周邊視覺和他一樣敏銳。他一這樣做，我便不發一語地轉開身，讓自己看不到他。沒多久，他再次移進我的周邊視野，我又繼續轉開。這種情況持續大約三十分鐘，直到提米意識到我根本不會觀察他的行為或承認它們。然後這個無口語小男孩完全停止扭動，站起身來，拉拉我的襯衫衣角，準備好並樂意繼續他原先應該展開的下一個任務。

很明顯，這個小男孩曾經操控過那些與他共事的人，讓他們對他的爆發產生過度的反應。他通常最後會得到兩塊巧克力的獎勵，而不是原先計劃中完成任務時的一塊。我向他們解釋，這是典型的鬧脾氣、不是崩潰。我們想出了一個行為計劃，當這種情況再次發生時，就按照我在諮詢期間所做的那樣就行。這種爆發的狀況最終被成功消除了，儘管起初他的行為會急劇升級，但工作人員保持堅定，不對他的行為過度反應，當提米意識到這種行為不會引起反應時，便會停止。誰說無口語的孩子不聰明？

即時滿足是鬧脾氣的可能起源

我想提醒那些與無口語群體共事的人，要避免用即時滿足作為良好行為或完成階段性任務時的獎勵。任何東西都可能帶來即時滿足，從食物（糖果、爆米花、水果片）到特殊物品，以及作為刺激工具的玩具。刺激工具是幫助焦慮的個體平靜下來的物品，往往是非常特定的。當個體需要鎮定時，應確保刺激工具隨手可得。例如，提米的刺激工具是一輛鮮豔的彩色迷你塑膠車，這是他感覺不安時拿來刺激用的。提米對任何顏色鮮豔的物品都很著迷，會出於好奇而盯著它們出神，但那些物品在解決焦慮方面沒有特殊的「力量」。我親眼看過讓孩子在繼續下一階段任務前挑一個東西作為獎勵時，會發生什麼事。孩子通常會對物品本身更感興趣，因而無法專注於任務。當被迫繼續時，不良行為便會浮出表面。隨著時間的推移，即時滿足會造成一種對權利的渴望。

以代幣系統作為有效的替代方案

對兒童或成人的一種更有效的獎勵方式，是我所謂的代幣系統。個體不會因為成功完成任務立即獲得獎勵，而是在正確完成任務的每個階段時獲得一個代幣，並在一天結束時，他們可以用代幣「兌現」他們預先指定的物品。這些物品以及「賺取」所需的代幣數量，會一整天都展示在圖片板上作視覺輔助和提醒。你有沒有在嘉年華會上，一看到在天花板上掛著巨大的毛絨玩具的攤位，便忍不住停下腳步想來場飛鏢射氣球？看守攤位的人引誘你消費的說法是，每個氣球內都保證有一張標籤，該標籤與你可以贏得的毛絨玩具的級數（大小）相對應。在攤位側面會有一個巨大的視覺展示牌，顯示不同顏色的標籤所代表的獎品選擇類別。這個代幣識別系統可以讓玩家預先知道成功的話會有什麼獎勵。在設置獎勵品時，不妨使用這類型的視覺提示。

正如我之前提過的，同樣的原則也應用在我們的工作上。如果你週一到週五去上班，並完成該完成的工作內容，那麼在工作周結束時會收到一張紙（代幣），讓你可以兌現來買想要的東西。這比僱主每週給你幾袋日用品要有效得多，不是嗎？這教會我們耐心（必須等到發薪日）、收支平衡（理論上你的花費不能超過收入，儘管許多人會靠信用卡和貸款來達成，這在財務上是不健全的！），以及職業道德，因為如果你決定不來上班，沒請病假也不是假期，那麼你就會被扣（失去）當天的工資。同樣，這套系統也能教導個體對自己的行為負責，如果做得好便將帶來獎勵。藉由讓他們自己選擇獎勵，使他們有能力做決定，並在認知上處理哪個獎勵才是他們最想要的；這教導他們做選擇。

這套代幣系統幾乎是世界通用的，可以用在有口語能力和高功能的兒童和成人身上，激勵他們達成任務。如果你有一個就讀普通班的青少年學生是屬於高功能的，但喜歡玩智慧型手機上的應用程式，在課堂上無法保持專注，這個代幣原則也可以派上用場。你只需設置好基本規則：「強尼，你不能在上課時間使用手機。如果你保持專注並努力集中注意力，便可以在下課時獲得五分鐘的手機遊戲時間。你每堂課都有同樣的機會賺取時間。你可以自己決定，是想立即用掉五分鐘，還是將它們保存到最後一堂課（許多學校有自修時間，讓學生可以完成課程或做家庭作業），到時你可以有最多三十分鐘不間斷的遊戲時間。落實的方法可以依當事兒童或成人的狀況量身定製。這樣可以避免他們期待獲得即時的滿足。如果學生一開始拒絕遵守，不妨警告他們這種行為將導致當天的手機被沒收。

當今社會是行為介入措施的破壞者

不幸的是，處理鬧脾氣的行為計劃成功與否的主要指標，取決於所有與個體共事或共同生活的人施行的一致性。探究個體在得不到想要的東西時，是如何做出不恰當的反應，必須考慮許多因素。在設計糾正措施來處理問題行為時，家庭的教養方式將佔有極大的影響。在當今的社會，父母要兼顧養兒育女和提供家人經濟上的支援，這絕對是一項艱巨的任務。許多父母為了維持開銷而兼職兩份工作，也有許多家庭，父母雙方都必須全職工作才養得起小孩。隨著越來越多侵入性技術滲透到日常生活中，我們幾乎找不到時間可以度過高品質的家庭時光。要監控孩子的行為模式，必須能夠全神貫注才辦得到。

社會普遍的分心狀態是時代的標誌

在美國，人們甚至不能全神貫注地開車，因為他們太專注於用手機說話或發簡訊。許多州現在正制定法律禁止司機開車時使用手機，因為注意力不集中導致了大量與手機相關的事故。我希望更多人能採取我開車時的座右銘：「如果真的有急事，他們會留言到語音信箱或稍後再打，但現在我沒辦法同時專注於兩件事，所以我選擇忽略電話造成的分心。」

那些無法忍受自己的黑莓機關機超過一分鐘的人，真是令我百思不得其解。我在飛行途中，發現在飛機上使用電腦的乘客比看書的多。人際互動正讓位給推特、臉書和其他科技化的交流方式。在社會這種科技化的思維下，父母在關注育兒的行為需求和挑戰時，要如何空出一段不受干擾的時間，甚至與最新的無線溝通趨勢競爭？

處理不當行為需要保持機警，才能觀察並迅速採取行動，在挑釁跡象一出現時便採取糾正措施。這需要該兒童或成人生活中的所有人，都準備好去執行一個大家有共識的行為計劃。請不要認為我是在批判或過於挑剔，但在我的研討會上有許多專業人士來找我抱怨，他們發現學生或自閉症者有明顯不當的行為，但試圖向家長傳達這一點卻都失敗。有些家長會拿這個藉口當擋箭牌：「提米是因為自閉症，所以沒辦法控制自己。」

也有人說，由於兼職多份工作且家中還有其他孩子，他們真的沒時間全心來糾正不當行為。我曾和一些父母談過，一次次聽到的說法都是：當提米放學回家就讓他盡情玩手機，這樣會輕鬆得多，因為這樣他會很安靜，也沒有不良行為。提米的老師向我抱怨，儘管有最好的行為計劃，他們還是無法讓他繼續完成任務；他甚至連專心上課都難，因為他只想要他的智慧型手機。他沒有動力遵循計劃，因為在家裡，為了避免製造不必要的戲劇化場面，會給他感興趣的特定愛好作為「獎勵」。我理解父母的困境，老實說，面對這波旋風式的科技演進所帶來的問題，我也不知該如何改正，只能執行嚴格的行為計畫，無論糾正挑釁行為必須付出多少努力。我不是反對科技，我只是指出需要平衡。人們常強調自閉症個體會「執著」於特殊興趣，但當我環顧四周，發現社會大多數人對於最新的科技流行的「執著」，或更簡單地說是「上癮」，已經到了干擾日常生活的程度，這和自閉症者對特殊興趣的執迷沒有兩樣。

如果你曾經去餐館，在這種快節奏生活中偷個閒、享用一頓安靜輕鬆的晚餐，相信你一定在不止一位顧客身上看過這種「上癮」症狀。手機響起（或更準確地說，在你旁邊的桌上播放一小段音樂）後，它的主人摸索著釋放這神奇的電子產物，開始這樣的對話：「嘿，怎麼樣？不，我不忙，對，我可以說話。」然後繼續冗長的談話或八卦。煩人的是，這些人由於餐廳裡的噪音，聽不清來電者的聲音，所以說話音量大到餐廳裡所有人都聽得到。他們大多數人都沒有禮貌，做不到至少離開桌邊到外面去說。他們因為害怕漏掉一點點重大新聞，甚至無法在用餐期間關掉電話。我見過一些家庭在全家人享受美食、共度美好時光的時候，不是媽媽就是爸爸會接到電話。那些電話都不是什麼生死攸關的大事，但我看見這些爸媽開始專心講電話，時間長到孩子們興起憤怒或甚至無奈的感受，感覺自己不如來電重要。我觀察到，孩子越小，這種不被關注的不安感就越快轉變成無聊，然後無聊迅速地的以不當行為的形式表現在外。等爸媽重新試圖要孩子專心吃飯時，鬧脾氣便隨之而來了。

為了公平起見，我也曾與許多父母談過，他們抱怨學校系統沒有遵循為他們的孩子制定的行為計劃，而且理由有時都非常相似。特別是融入主流的亞斯伯格學生，他們往往會感覺自己身處的教室過度擁擠。當師生比例為一比三十五或更高時，老師們光是想讓孩子們專注於任務和保持專心，就已經忙得不可開交。通常，當有代課老師或臨時的一對一助教時，可能因為不熟悉行為計劃而不知何時該實施。而且有些教師和專業人士對於高功能自閉症和亞斯伯格綜合症的看法，是非常頑固和堅持己見的。他們的心態是我仍然每天面對的典型偏見。這些人覺得，如果你看起來正常（換言之，沒有身體殘缺）、是主流的，而不是像典型自閉症孩子那樣成天搖擺、拍手、盯著天花板，那你就不算是自閉症。還有一些人認為自閉症是一個方便的標籤，專門拿來作為不當行為的藉口，他們覺得那純粹是育兒技能太差所造成的，因此這些人可能故意不遵守或不施行由與該學生合作的專業團隊制定的行為計劃。

一線希望

將育兒責任移交給學校系統的心態越來越常見，但希望以上這些例子只是例外。值得慶幸的是，這世界上有許多父母全心將孩子當成第一要務，並成功地將工作與育兒做結合。我無意想描繪出一種厄運或悲觀的局勢。因為我的工作是教導專業人士、照顧者和父母如何區分崩潰和鬧脾氣，以及各自實施適合的介入措施，所以我經常收到行為諮詢的請求。我聽過自閉症孩子鬧脾氣的各種原因。我從不批判或責怪父母或照顧者，我只關注最合乎邏輯和合理的原因。社會絕不是造成這些孩子們不良行為主因。我只是指出，社會對父母的要求越來越高，最終將嚴重限制他們的教養能力；社會正在變成一個促進的因素。然而，儘管如此，我在研討會和講座上遇到的所有父母，全都勤奮且全心全意投入在孩子的教養上，擁抱孩子的「獨特性」，而不是以自閉症的「獨特性」作為不良行為的藉口。他們在育兒方式上並沒有停滯不前，而是開放並渴望接受任何有效的新方法，來幫助消除不良行為，同時獎勵好的行為。

| 第七章 |

崩潰的觸發因素

新情況：崩潰的頭號觸發因素

新情況（novel situation）指的是任何不尋常的事情，是不可預測的情況或計劃外的事件，譬如偏離劇本或者預先計劃的行程突然改變。新情況在每個人的一生中都會反覆出現。它們突然發生，毫無徵兆。因為發生得太過出乎意料，所以個體才會如此迅速地陷入崩潰，以至於看起來像是瞬間和爆炸性的。以下是一個意想不到的新情況的完美例子，你在機場登機口耐心等待開放登機，告示板上閃爍著準時出發的字樣；外面的天氣晴朗，你的思緒不斷飄向長途出差後再次回到家的幸福。突然間，登機口工作人員透過擴音器宣佈你的航班被取消了，你本應該搭的飛機並未抵達，因為出發地的天氣太差所以停飛了。這消息讓你措手不及，在這麼臨時的狀況下你該怎麼做才能準時回家？

機場：我的個人剋星

大多數人雖然心煩意亂，但仍然有能力拼命想辦法，為這種困境找出替代的解決方案。像我這樣的自閉症者會非常驚訝和措手不及，導致解決問題的認知能力因為偏離劇本的衝擊而陷入凍結。意識到預先編寫的時間框架不再可行，又沒有可依賴的備用劇本，這是一種令人震驚的打擊。身處這樣的情境已經很多次的我，心思會不斷圍繞在這樣的發展是如何破壞了我當天的時間框架。我會立刻因為無法按時回家而哭泣，然後開始顫抖，整個人被不知道下一步該做什麼的焦慮所佔據。（請記住，自閉症者會試著用編寫好的時間區塊來安排日常生活。）我會如此心煩意亂，是因為無法按照我指定的時間到家。現在，我編寫的所有時間框架都全毀了；不僅當天，連第二天也是。這不是不便而已，而是一場危機，因為我在繁忙的機場中自我平靜的能力有限。這是一場感官噩夢，一百七十五名乘客因為航班取消的公告而抱怨、牢騷和憤怒，各種活動產生的「嗡嗡」聲，和集體使用手機說話的高音頻和高音量，都讓我非常痛苦。

在這種感官刺激過於龐大的地點，我只能忍受一定限度的時間。超過之後，所有的應對策略都會失敗，因為我需要在像家一樣安全安靜的熟悉處「充電」，那裡才能讓我「感受」可預測性、例行公事和安靜感。當所有應對策略都不再有用的時候，防止崩潰的唯一方法就是讓自己離開該地點。雖然這可能有助於解決感官問題，但對於我因沒有其他回家計劃而陷入的焦慮狀態，卻沒有任何效果。除了在公共場合與感官問題作戰之外，我還必須處理一旦走出家門就必須面對社交的不可預測性。我想大多數人都不明白這有多困難，尤其看過我在研討會或演講時的表現，人們會覺得我可以完全掌控，沒有任何溝通困難。但他們不知道，我演說時是處於一個受控的環境中，這個環境已經被編寫到讓我感覺完全平靜和可控制的程度。在陌生的社交環境中，我是一個完全不同的人，高度警戒、僵硬，通常非常內向，只在有人向我說話時才回話，以免不小心接觸到我特別感興趣的主題而開始自顧自長篇大論，最終讓人感到無聊。我會計算自己所有的行動和說出口的想法，以免給人留下社交無能的印象，這在一段時間後就會非常耗費心神。

自閉症天生的溝通方式有時會被認為是魯莽、具衝突性和不夠委婉的，而我已經學會控制自己這種溝通方式。但在某種新情況下，我無法集中精神記住如何以不粗暴的方式進行溝通。我試圖從票務人員那裡獲得答案；此時在雙方都處於高壓的狀態下，我給人的印象幾乎是侵略性的。我的本意並非如此，但我體內不斷攀升的焦慮，會導致壓迫式的言語和無法控制的音量。這反過來又激怒了工作人員，她認為我無法以「成熟」的方式進行溝通，說她無法幫助我，要我退後一步，讓下一位乘客到櫃檯前。

過去這曾經導致我全面崩潰，我哭泣、拍手、仿說 ，表現出各種腎上腺素超載的身體反應。後來，我決定要佩戴可以清楚表明自己是自閉症者的身份證明——我的方法是列印一張十乘十公分的標示，一起放在護照套裡，掛在脖子上，上面寫著「我有自閉症」。（以這種方式來自我標示，必須是基於個體的需求和具侷限性的個人選擇。可能並不適合所有人。）因此，我免於一般被機場保全當作恐怖分子審訊的待遇，而是被帶到一個較不顯眼的區域，讓他們打電話給我身份證明上載明的緊急聯絡人。我和公務人員待在一起時，緊急聯絡人通常就能與航空公司的人協調出一個替代路線。等我的腎上腺素被消耗掉後，我就知道自己已有替代的方法可以回家。由於處於崩潰的緊繃狀態，我需要被護送到新的登機口。身心俱疲的我，無法立即做出任何明確的決定。崩潰後，我的大部分認知功能需要三十到六十分鐘才能恢復，這段期間我需要外部的協助，以確保在「認知缺陷」中，我不會在無意中做出讓自己置身危險中的行為，例如離開機場和漫無目的地在車陣中徘徊。

備用劇本或應急計劃：應對新情況的主要策略

應對新情況的最有效策略，是制定備用計劃。在一開始為特定情況建立初始劇本時，就為「但萬一呢？」綜合症預備一套替代劇本，將大大有助於防止崩潰。「B 計劃」讓自閉症者保有控制感，在萬一事情偏離劇本時，有行動計劃可依靠。就我而言，我在飛往任何目的地之前，會上網查找回程的替代航班。我會記下航空公司的訂位電話號碼、航班號碼和起飛時間，並在旅途中將這些資訊放在錢包裡。這樣如果我的航班因任何原因被取消的話，我知道有哪些替代路線，就可以自己預訂該航班，而不是和一群沮喪、不耐煩和憤怒的乘客一起排隊等候。雖然我對航班取消的消息仍然會有負面反應，但我的思緒會立刻集中到備用計劃或劇本上，而不是糾結於偏離劇本這回事。記住這一點很重要，因為正如我強調過的，對我們來說，生活的重心就在於可預測性和解決問題，也就是要保持在可預測的狀態。當偏離劇本時，我們的反應會那麼強烈，是因為當天的計劃突然間被改變，而我們無法適應猝然的變化。知道自己有一個備用計劃可依靠，讓我們對無法控制的狀況有了控制感。這讓不可預測變得可預測，因為備用計畫是預先考慮過的解決方案，加以執行便可保持在軌道或劇本上。

●「在……這種不太可能發生的事件中」

如同第一章所提到的，有一次，當我真正仔細聽空服人員的飛行前安全簡報（可說是一種非自閉者的自言自語，其內容、趣味性和平板的音調，都可以與我們自閉症的自言自語相媲美）時，我突然意識到她為我的新情況策略提供了一個完美的句型。「在水上著陸這種不太可能發生的事件中，您的座墊會兼作漂浮裝置。」我採用了她這個句子的前半部，作為提醒預先編寫替代方案或備份計劃的完美句型。在你編寫劇本時，使用「在……這種不太可能發生的事件中」這句話，正是在為可能偏離的劇本構建解決方案。如此將意外發生某些事的可能性（一種新情況）考慮在內，可創建出一個備用計劃來讓狀況保持在劇本中。

●一個貼切的案例

讓我們再次以每週帶小提米去公共游泳池游泳來當例子。

還記住那張手寫的紙條嗎？上面寫著游泳池已關閉，這導致提米立刻陷入焦慮狀態，所有安慰的嘗試都失敗了。根據這個例子來考慮以下的問題：

提米陷入崩潰僅僅是因為不能從事他最喜歡的游泳娛樂活動嗎？

不，無法從事他最喜歡的活動帶來極大的失望，這會導致沮喪，但不是崩潰的主要觸發因素。

在這個狀況中，主要的觸發因素是什麼？

在抵達時發現本應開放的游泳池在當天意外關閉，這個新情況才是主要的觸發因素。

為什麼這個情況會觸發崩潰反應？

這是因為游泳池的突然關閉完全破壞了提米下午將如何展開的劇本。在他的腦海中，他為這項活動分配了一定區塊的時間，並根據在游泳池度過的時間量編寫這一天剩餘部分的劇本。現在，他這段沒有劇本的時間是一片空白，沒有任何活動。沒有下一步該做什麼的備用計劃，這很可怕。提米感覺完全失控了，因為他無法預測接下來會發生什麼。這讓他感到脆弱。

鑒於這是不可預見的事件，是否有任何可以主動採取的措施來防止崩潰？

有的。每次準備前往游泳池之前，都務必要創建一個備用計劃以防萬一。在出發之前，使用「在……這種不太可能發生的事件中」句型來通知提米。

在這個案例中，備用計劃是從事另一項提米也很喜歡的娛樂活動。「提米，在今天游泳池因任何原因關閉這種不太可能發生的事件中，我們將在相同的時間範圍內去打迷你高爾夫球，而且還是在下午五點之前回家。」

提米當然會因為不能游泳而感到失望，但不太可能會陷入崩潰，因為有一個備用劇本可以讓當天所有其他劇本保留在各自的時程表上，不會造成「腳下的地毯被人扯走」的感覺。我喜歡這個說法，因為如果你可以想像這種情況實際發生在某人身上會是什麼狀況，你知道他們會措手不及，為了不隨著腳下的地面移動而摔倒，瘋狂地試圖保持瞬間的平衡。

多個備用或應急計劃是有益的

有一個以上的備份計劃會更好，可以確保自閉症者的安全感。我在與許多父母交談時發現，他們的孩子和我一樣，在偏離原始劇本時，即使有 B 計劃仍會感到焦慮，擔心如果這個計劃也被毀了該怎麼辦。當遇到「路障」（比喻和／或字面上）時，有眾多可能的選擇是沒問題的，多少算是太多並沒有一個限度。將備用計劃納入劇本中，讓自閉症者知道他們有可依靠的行動計劃。

與嚴重自閉症或無口語群體溝通備份計劃

在與嚴重自閉症者和無口語族群共事時，使用這種策略也同樣重要，因為他們對於既定的例行公事往往更為殭化，對突然的變化或新情況的反應更加負面。不要因為他們無法參與對話，而害怕與他們溝通備用計劃。使用圖片交換溝通板（Picture Exchange Communication, PEC）系統，為可能的替代方案提供視覺圖像。譬如說，無口語的提米有一個「每日行事曆」，上面有他整個上學日將參與的活動，這是他一天將如何展開的視覺地圖。如果提米每週一上午九點要去上體育課鍛鍊身體，請拍一張顯示九點鐘的時鐘照片，在時鐘照片旁邊用箭頭或等於符號指向該時間段內發生的活動。

我看過許多圖片交換溝通板，最常遇到是用一般通用的圖案來呈現活動或例行公事，像是簡單線條的火柴人之類的。雖然這也可以，但我主張使用提米生活中物品的實際照片，給他一個描述性和個人化的視覺劇本，他可以藉此學習辨識日常生活中的地點、活動和物品。無口語的男性青少年因為自慰被阻止而崩潰的最常見原因，往往是因為沒有一張「具體」的描述照片，來說明此類活動如果被允許的話，應該限制在哪些地點。關於這類「娛樂」，我看到通常都是用廁所或床的通用圖來呈現。以無口語青少年提米的理解，這代表任何廁所或床。到親戚家拜訪時，他可能會走進主臥室並開始他的「活動」，不過會被打斷並因此受到訓斥。他反抗，然後便開始出現不當行為。廁所也是如此。他可能將該通用圖案解讀為任何廁所，包括公共廁所在內。提米真的不明白為什麼不允許自己執行這個功能，因為他明明遵循了 PEC 板上的視覺提示。要避免對所傳達的內容產生任何「誤解」，最簡單的解決方法是使用提米可以產生連結的實際照片。對於自慰問題，請使用他的床或家裡的廁所的真實照片，表示這些地方是可以接受的。這將非常簡潔有力地向他傳達允許他從事這項活動的地點。

回到體育課的例子上，我見過的大多數 PEC 板通常只以通用圖案畫一顆足球，或籃球加一個籃框來代表。不妨用一張在提米從事這項運動的地點拍攝的實際活動照片來取代。若要為雨天等新情況編寫劇本，請先拍下雨的照片，後面接著一張將會發生的室內活動的照片，如此便可創建一個視覺化的備用計劃。再拍一張晴天的照片，放在戶外舉行的活動旁邊。如果你希望讓提米知道該時間段內可能會發生多個活動，便使用一個以上的活動照片。當然，這種策略可以應用在 PEC 系統的所有範疇。如果發生新情況時，有一個準備好的備用劇本，便可以防止他所理解的時間框架的連續性被中斷——這是最直接的溝通方式。

給有口語能力和高功能群體的備用計劃

讓我們回到之前提過帶小提米去雜貨店的例子。在編寫這次出門將如何展開的劇本時，提米開始問很多「但萬一呢？」的問題。除了請求更詳細的劇本之外，他還試圖為任何新情況制定應急計劃，例如「但萬一商店沒有牛奶怎麼辦？」「但萬一去商店的道路封閉了怎麼辦？」「但萬一你在雜貨店裡遇到一個想跟你聊天的鄰居怎麼辦？」等等。

你可以提前編寫可能的行動計劃，以防發生任何的新情況（例如繞路或商店某些必需品缺貨，因此必須找另一家商店）。將備用計畫編寫入例行公事中，為被打斷的例行公事或行動計劃提供替代選擇或解方，作為安全措施。根據情況、自閉症者的壓力程度和他們的年齡，提供兩種選項讓他們做選擇，或許有助於他們保持認知控制，不再將焦點放在問題上，而是關注替代解決方案。有時候，即使有兩個替代選項可供選擇，自閉症者也難以處理，因此要由你來主導，選擇你認為最能緩解焦慮個體壓力的備份計劃。在出發前，請務必與個體溝通所有劇本和應急計劃，讓他們有機會提出問題或做好心理準備，以便出門進入與父母或照顧者一起購物之類不舒服的社交環境。

感官問題加劇新情況的壓力：一個典型的例子

新情況可能會因全新或特別的感官問題而更嚴重惡化。一個典型的例子是，我無法處理在尖峰時段到鎮上唯一的百貨商店購物時伴隨而來的瘋狂感官刺激，例如週六、人們下班後的傍晚，或許多人發薪水的週五，這些時段通常會非常擁擠。在我們的小鎮上，你不可避免會遇到某個認識的人，想停下來和你聊一會兒。在這些尖峰時段，我不得不與非自閉者奮戰，有些人似乎有天生殘疾，無法分辨自己身上灑了多少古龍水或香水，在約六公尺半徑內給他人帶來幾乎令人窒息的惡臭。還有人會擋在走道上靠著購物推車專心地聊天，完全沒注意到自己擋住了其他顧客的路。還有很多人是過早耳朵失靈，這可以從他們用手機高聲、很難不被人偷聽到的冗長對話判斷得出來。排著長隊的結帳通道最前端，是用支票付款的婦女，她們總要等到最後一件物品被掃過後，才翻找錢包尋找支票簿。需要我繼續討論更多感官問題嗎？

對於自己能忍受的感官超載，我有一定的極限。我個人的策略是在冷門時段購物，比如週日早上人們還在教堂裡的時候，或在打烊前，或者將其列為早上第一件要完成的任務。這很有效，因為我一定會列一個目標清單，不覺得有必要在店裡逗留或瀏覽新貨物或促銷品。我不逛街、我是執行採購任務，以獲取特定需要的物品。

對我來說的新情況是，不得不在尖峰時段進入商店採買必需且無法延後購買的商品。假設我因為耳朵感染，不得不在週六下午去地方醫院的急診室。他們開了抗生素的處方，於是我必須帶到藥房去配藥，而藥房恰好就在這家唯一的百貨商店裡。也就是說，我必須在週六下午，也是平安夜，在商店聖誕節假期休店前的兩個小時內，到這家商店裡購買我的處方藥物，這個預料之外的複雜感官問題加劇了我尖峰時段進店的壓力。

除了購物尖峰時段之外，我必須忍受哪些額外的感官問題？

搶在最後一刻購物的顧客必定比平時還多，這會讓商店更加擁擠。更多的噪音、意外碰撞、耶誕節前聖誕商品的促銷，收銀台前更長的排隊隊伍，以及疲憊的購物者散發出的緊張氣氛，隨便舉就有好多例子。我目睹貨架上只剩下兩個預先準備好的聖誕禮品籃，三個最後一刻才決定目標、自認有權獲得其中一籃的絕望顧客，同時往朝商品衝刺，我實在看不出有什麼聖誕精神可言。從遠處看，簡直像是一場三人摔跤比賽。在平常的尖峰購物時段，我都必須忍受感官問題才能走進這間百貨商店；這整個感官超載會讓狀況更雪上加霜。

防止在這種複雜的新情況下崩潰的策略

第一個也是最關鍵的策略，是接受我的侷限性，儘管有無數應對工具可嘗試來阻止感官問題，但最好連去都不要去那些地方。在正常情況下，那些應對工具可能會起作用，但在這種複雜的新情況下對我是無效的。

以下是我成功應對這場危機的方法：

1. 看看醫院的藥房是否可以先配一些藥，讓你撐到假期過後，你可以在非尖峰時段才去。
2. 打電話到藥房告知處方簽，詢問確實的金額，以及什麼時候能去取藥。
3. 如果沒有人能幫我到商店裡，我會問藥局是否能把配好的藥方放在正門入口右邊的服務台。
4. 在走進商店取藥之前，先填寫好一張支票，或準備正確數目的現金交給收銀員。

試圖強迫個體參與他們知道自己無法處理的情況，想藉此突破他們的極限，結果可能只因為預期和擔憂必須處於此環境，導致他們在進入商店之前就崩潰。

你無法為所有的新情況做好準備

有些專業人士和照顧者告訴我，他們會為劇本配上幾乎所有可能新情況的應急計劃，因此感覺自己已經消除了新情況導致崩潰的所有可能性。要是這麼簡單就好——但事實並非如此。你無法預測或計劃每一種新情況，因為那樣它就不會是所謂的新情況了。儘管有最好的計劃並精確地遵循例行公事和模式，還會有一些你從未設想到的事情發生。總會碰上沒準備好的事，你要有這樣的心理準備。讓自閉症者有這樣的認知非常重要，這樣儘管有最好的自我平靜策略仍無法阻止崩潰時，他們才不會有挫敗感。

在應對新情況時要記得：

1. 你無法為一切新情況做好準備。
2. 感官觸發因素可能讓新情況變更複雜。
3. 備用計畫或劇本，是你的頭號策略。

轉換：崩潰的另一個主要因素

轉換意味著變化，無論是從一個地方到另一個地方，或是從一個思緒到另一個思緒。對於所有年齡段的自閉症者來說，轉換代表必須從一個我們感到安全的地方移出，無論是實質的地方還是心理的地方。對於喜歡穩定環境的我們來說，轉換意味著流動性，伴隨著改變或移動，帶來我們懼怕的不可預測元素。轉換帶有一種不安全感和未知感，因此許多自閉症者會本能地不願意，無法像非自閉者那樣熱情接受這樣的改動。同樣地，一旦過度關注某個主題或科目，無論是對話、課程或是特殊興趣，都很難切換到另一個完全不同的領域。我們自然傾向於一次專注於一件事，全神貫注。

轉換是崩潰的另一個主要原因，因為它們會涉及某種變化。

換教室

僅次於新情況，轉換是排名第二的崩潰原因。任何需要改變環境的轉換都可能造成很大壓力。讓我們以在學校中換教室上課為例。當自閉症學生一開始來到課堂時，需要一些時間來融入和適應不同的環境。在這段適應期，許多個體會創造一些儀式，從幾乎看不出來到極端都有可能。這是一種應對策略，讓這個環境感覺可預測和熟悉。觀察儀式的強度或細節，可以看出他們到達時的壓力有多大，以此作為評估他們整體心理狀態的關鍵。到校時處於緊張狀態可能是個指標，表示這個體在需要自我調節行為時儲量可能有限。他們剛適應環境，也差不多是該去下一堂課的時候。這時會充滿壓力，因為隨著每一次移動，學生都會感覺被「連根拔起」，並且必須一次又一次重新適應。再加上這段時間學校走廊的嘈雜和擁擠程度，使情況更加複雜。到處擠滿了學生、儲物櫃門被摔得乒乓作響、學生們大笑和喧嘩，從一間教室走到另一間教室的路途，是一場感官噩夢。通常，鐘聲響起代表一個時段結束，預示著教室到教室間的大規模人潮流動，自閉症學生此時面臨的挑戰，除了控制自己對龐大感官問題的本能反應之外，還要努力在下一堂課保持專注。許多自閉症學生和成年人發現，在這段時間裡幾乎不可能與人進行對話，甚至無法意識到有人在對他們說話，因為他們的所有能量都已集中在努力不被所有感官觸發因素所淹沒和分心。過度專注於阻擋外來刺激的他們，頂多被認為不擅社交，就被迫繼續前往下一個教室。這種壓力會在一天甚至一週內慢慢積累，直到他們的精神能量耗盡，沒有精力再重複下去，隨之而來的就是崩潰。有時，當個體在生活的其他地方有壓力必須處理時，只是換教室這樣一個簡單的轉換，也可能由於其他因素累積的壓力而成為崩潰的催化劑。

幫助個體駕馭換教室這件事的最簡單策略是，讓學生在鈴聲響起之前提前幾分鐘離開，這樣他們就可以平靜地穿過走廊到下一間教室。如此可以消除九成與過度擁擠相關的感官過載觸發因素。他們原本擔憂這個轉換過程在走廊上可能受到各種干擾，這種預期心理所引發的焦慮將大大降低。能夠在走廊擠滿學生之前輕鬆穿越，讓個體得以平靜地為下一堂課做好心理準備。

轉換到不同的科目

信不信由你，這種情況經常發生，卻沒人發現其根本的原因。自閉症的提米來到你的英語課教室，卻完全專注於他上一堂數學課的作業上。他注意力不在你身上，而你企圖改變他的關注焦點，但都失敗。你堅決命令他收起數學題，否則就要剝奪他某項權利或罰他留校。提米明顯因此心煩意亂，最終陷入徹底崩潰。事實上，強烈的焦慮是從提米的數學課開始的，就在轉換到你的英語課的前一堂課上。數學老師史密斯先生提早十分鐘完成了進度，為了不讓全班秩序變得難以控制，他出了超多數學題目要學生做，因為知道他們不可能在鐘聲響起之前完成。這個命令的重點不是完成所有的數學題，只是一個讓學生保持忙碌到下課的練習。然而，自閉症者提米覺得有必要完成所有題目，因為史密斯先生的指示是完成二十道數學題。大多數其他學生都知道這是一個不需要完成的練習，所以下堂課的時間一到，他們可以輕鬆收起數學課本，把剩下未完成的題目拋在腦後。這是一條不成文規定。提米從字面意思解讀數學老師的命令，他不熟悉非直接溝通的微妙社交規則。當他走進你的教室時，明顯已經處於壓力狀態，他只擔心換到你的教室會干擾他解決數學題。由於過於專注於解決問題，提米無法轉換到一個完全不同的科目，因為他腦子裡有未完成的事情

（二十道數學題）。

顯然，這裡最好的介入措施，是確保在出作業時使用更好的措辭，向自閉症學生清楚傳達練習的意圖。與其說，「同學們，你們現在的作業是做第十頁上的二十道數學題。」不妨試著說：「同學們，你們現在的作業是在下課鐘響起前，做第十頁上盡可能多的數學題。不必所有二十題都做完。」

如果你有一個學生進教室後無法集中注意力，試著評估是否可能因為有作業或上一堂課的題目未完成而造成焦慮。一定要注意，許多自閉症學生一旦參與一項任務，就很難放著讓它未完成，繼續做不同的事。

有時學生進教室時可能很緊張，他們是在煩惱即將到來的課程，因為那對他們來說太難理解。在這種情況下，學生可能會試著將注意力放在他們的特殊興趣上，或對學習完全不感興趣，無法被重新引導。當被迫專心時，他們會變得非常激動，並可能陷入崩潰。還記得我在上學的時候，從英語課轉換到數學課對我來說有多困難。我喜歡英語，但當時還沒被診斷出有計算障礙（對數字有障礙），我害怕上代數課，因為我完全無法掌握這個科目。我的數學老師誤以為我只是懶惰、固執和反叛，所以他一次又一次把我單獨叫到黑板前，在全班面前算代數題，而我完全不知道自己在做什麼。這導致同學們對我的公開羞辱。我會到教室，但完全無意想專心，因為我知道自己不可能學會。那個學年上到一半的時候，學校護士診斷我在數學課上是驚恐發作，但回想起來，我可以百分之百肯定地說，這是從英語課到代數課的轉換失敗所導致的崩潰。那一年的代數課我得了 D-；到了第二年，儘管成績這麼糟糕，我仍然被安排上幾何課。

預期這又是一門我無法理解的數學科目，這種擔憂導致我難以承受的焦慮；為了避免數學課上的「恐慌發作」（事後看才知是崩潰），我從高中開始了漫長的翹課生涯，先是翹數學課，然後是其他我預期壓力程度會太高的課程。我不止一次因為曠課而被高中停學，而我經常性「無法控制的情緒爆發」（自閉症崩潰）也被學校的輔導員認為是一種行為問題。我不斷試圖與她講理，說明我是被誤解而不是挑釁，不過這對我的狀況當然毫無幫助。也許我缺乏社交溝通技巧，再加上總是直言不諱地指出一些與當前情況無關的事實（她是一個五十多歲的女人，總穿著白色繫帶長靴，打扮得像艷舞女郎，我常在被訓斥時提到她的穿著不適合輔導員的職位），更助長了她為我貼上挑釁的標籤。在學生時代，我經歷了無數次與轉換相關的崩潰，但由於我在成長過程中未被診斷出自閉症，我對整個學校教育的唯一回憶只有心痛、悲慘和痛苦。

代課老師造成的轉換問題

雖然我知道現今學校與我當年上小學時已有很大的不同，但所有學生在學期間遭遇的某些挑戰卻是不分年代的。其中之一便是，進入教室時發現是代課老師在準備上課。這也可能是導致崩潰的因素，但有時會被忽略，因為這不被視為轉換，只是一種替代。代課老師整天都在那裡，所以在抵達教室五分鐘後，學生應該就能適應這個環境。不幸的是，事情往往不是這樣的。自閉症學生習慣每天都是同一位老師後，會依這位特定老師的教學風格來建立例行公事。他們開始根據自學年開始以來對她的觀察，預測課程將如何展開。過一陣子後，她就會變得可預測和熟悉。當自閉症學生坐在那裡期待走進來的是瓊斯太太，卻看到一個完全陌生的人，這對他們來說實在太令人震驚。這是一個新情況，也是一種轉換，因為自閉症的提米必須重新適應一個完全陌生的課程計劃，而且是在突然和出乎意料的狀況下。現在，這段時期的整個「例行公事」都被摧毀了，他習慣的可預測模式也已消失。最重要的是，通常沒有人會清楚解釋為什麼平時的老師會不在。他被告知的答案只傳達了模糊的事實，如：「瓊斯太太今天生病。」這只會讓提米提出更多關於她病情的詳細問題。

理想情況下，這裡最好的介入措施是以提前讓自閉症學生知道當天會有一位代課老師。如果學校有辦法在前一天晚上通知提米的父母，這樣他們就可以為他的轉換做好準備，或者就算是在提米下校車時才告訴他，也有助於緩解偏離劇本的驚嚇。他們可能仍然不喜歡，但如此崩潰的可能性會降到最低。

其他可能導致崩潰的轉換

光是介紹各種可能導致崩潰的轉換狀況，可以寫一整本書，但這裡我只提一些有時會被低估，而且與學校無關的轉換狀況。

● 搬家

所有人在生命中的某個時刻，最終都要搬出家門。家在我們心中始終是一個安全、可預測的地方，即使你身處的是可能吞噬這片綠洲的機能不全家庭。搬家對任何孩子來說都很困難，尤其如果你要搬很遠的話，在你與朋友和鄰居說再見時，心裡很清楚再也見不到這些人了。對於自閉症者來說，這是迄今為止最糟糕的轉換，因為通常是突然的（在搬家當天完成），而且是永久性的，他們無法再撤退到以往所依賴的避風港裡。更令人焦慮的是，新房子裡一開始沒有既有的避風港可供自閉症者整頓身心並感到安全。這痛苦的程度就好比遭遇海難漂流到一座滿佈毒蟲和毒蛇的未知島嶼，無望得到救援。一切都將是全新的：房子、學校、教師、開車路線、商店、遊樂場、活動、醫生、牙醫和職業、物理、言語治療師，這些只是隨便舉的幾個例子。對於沒有自閉症的人來說，搬家是一種體驗，只不過這體驗包含所有和搬家相關的「改變」元素而已；對於自閉症者來說，搬家卻是一連串無止盡的突然變化，看不到盡頭或緩解的可能，他們很快就會無法負荷。我必須再三強調，自閉症者——包括我在內——痛恨任何形式的改變。

離開熟悉處去到陌生地方勢必帶來壓力，要減輕這種壓力的最佳策略就是——慢慢來。理想情況下，不妨先常常到新區域附近去進行一日遊，在自閉症者提米將經常造訪的地方停留，例如公園，學校，商店，公共游泳池等。這讓提米對於搬家後的新日常例行公事，有一部分視覺圖像可參考，並且讓他看見一些他可掌握的熟悉的東西，來增加可預測的感覺。重點是要記得，儘量去熟悉新環境和會碰見的人，以創造可預測的元素。雖然未必都能辦到，但如果能夠去參觀一下新房子，讓你家的孩子或成人熟悉房子的格局，將會很有幫助，同樣的，這也是為了讓他們對預期會遇到的情況有一個視覺圖像。如果你好好解釋為什麼在成交前先這麼做會很有幫助，即使只是參觀一下後院也好，賣家通常是可以理解的。

發揮你的創意，採取積極主動的手段，在搬家之前盡可能多讓自閉症兒童或成人熟悉新環境。

● *與父母狀態相關的轉換*

對任何孩子來說，目睹父母不斷激烈爭吵都是件難受的事，而且他們很難理解離婚的概念。非自閉症孩子可能想知道為什麼爸爸不再愛媽媽了，甚至可能把整件事當成自己的錯，認為自己應該為大人的婚姻失和負責；然而自閉症兒童則是想知道，離婚會對他們的日常例行公事造成什麼影響。他們關心的不是誰不再愛誰，而是他們個人有哪些活動和例行公事會受到干擾。從外界的角度來看，這似乎很自私和自我中心，在某種程度上或許真的是如此，但這一切都要歸結到例行公事和保持生活的可預測性上。他們最初的恐懼是失去熟悉的東西。媽媽可能會把孩子們聚集到沙發前，解釋這個家將經歷離婚。大多數孩子會問「為什麼」，而自閉症兒童關注的可能是「如何」。當媽媽試圖解釋父母雙方仍將在撫養孩子上扮演積極的角色時，患有自閉症的提米可能會脫口問出有關離婚將如何干擾他的行程安排的問題。「這個星期三誰會開車送我去游泳池？」這是在媽媽解釋爸爸已經搬出去後，他的第一個問題。提米眼前的擔憂更多是基於生理需求，而不是失去父母親其中一人的情感成分。

在應對父母的死亡時，也是如此。自閉症提米在被告知父親去世後，可能會立刻開始擔心雖然有這個「宣佈」，但他的生日派對是否仍然會在明天舉行。在局外人看來，這似乎完全不恰當、無情、自私，反正是錯誤的。但別忘了，我們最關注的就是讓日常生活中的「現狀」保持不變。任何干擾，甚至是死亡，都需要出動我們解決問題的大腦，來向自己保證身體的日常例行公事將保持不變和可預測。並不是提米沒有悲傷的能力；只是對於我們保持可預測性的主要需求來說，情緒問題是次要的，通常情感成分的打擊來得比較晚，而且往往出現在最意想不到的時候。

因為再婚而從單親變成雙親，又是另一種相當棘手的轉換。如果繼父母不熟悉自閉症，或者覺得孩子沒有明顯的身體殘疾，只是假裝自閉症好獲得關注，這會形成帶有敵意和怨恨的環境，忽略了必要的協調，導致孩子無法以可預測和常規的方式安度日常生活。我母親在我十二歲時再婚，平心而論，我已故的繼父當時並不知道我有自閉症。事後回想他的所有行為舉止，他很明顯是典型的亞斯伯格綜合症。我和他一直處不來，糟糕到我母親發誓我們的行為根本像是兄妹，而不是父女。他的「例行公事」經常與我的「例行公事」有部分重疊，於是總會引發誰的例行公事必須被打破的戰鬥。我們經常陷入母親無法預防或控制的爆炸性崩潰，於是努力想找出觸發因素。繼父和我都根據自己的自閉症需求，各有非常特定的行事方式，這就是爭吵的主要根源，一直持續到他四十六歲英年早逝前不久都是如此。

● *父母親狀態轉換的指南*

不幸的是，對於這個與父母相關的困境，沒有簡單或單一的答案。有太多的因素和變數需要考慮。我唯一能給的建議是，請記得我們優先考慮的是自己的幸福。這種轉換將如何影響我們的例行公事、活動和其他生理需求呢？這種對你的感受缺乏同理心的反應，難免讓你感覺不舒服，但你要明白自閉症是一種文化差異，我們的運作波長完全不同。我們是問題解決者，首要的重點是找到解決方案，好讓我們的例行公事保持不變。要知道，新增或失去父親或母親，這是多麼劇烈的變化，不熟悉新來者的行事風格和對未來的未知，會導致很大的痛苦。

為了應對如此難以承受的變化，自閉症兒童常常會創建非常詳細的儀式，要求嚴格遵守來作為一種應對機制。他們可能更強烈地專注於自己的特殊興趣，並有容易分心或無法集中注意力的傾向。感官觸發因素可能會被放大，他們會對於平時不會感到困擾的事反應過度，飲食或日常生活中其他小事的細微變化，都會遭到抗拒。你必須理解，這些孩子們對於自己的感受是特別沒有意識的，可能會表現得有些異常。盡可能讓例行公事保持不受干擾。不要突然地改變，而是慢慢做一些小調整，讓自閉症者有機會一次處理一個變化，而不是一下子突然全部改變。有時父母是出於好意，等到最後一刻才告知孩子劇烈的改變，以免孩子過早擔心。我們自閉症者不喜歡被蒙在鼓裡，寧願清楚看到事情的發生。在與自閉症者解釋死亡時，無論他們年齡多大，請直言不諱，不要顧及政治正確。避免使用「爸爸過世了」或「媽媽在天堂看著你」這樣迂迴的說法，因為不但沒有安慰效果，反而令人困惑，或更糟糕地，讓他們感到恐懼（下一章將詳細介紹）。

● *第一次去看牙醫或醫生*

這類轉換經常以崩潰告終，卻也是最可以預防的崩潰因素之一。雖然我相信使用社交情景故事有其效果，但我確實覺得它們往往被過度使用，卻沒有其他輔助手段來幫助個體了解會發生什麼，尤其是在看醫生或牙醫這些事上。僅僅創建一個社交情景故事，無法讓他們清楚看見在那些情況下會發生什麼。這就像對從未品嘗過霜淇淋的人解釋霜淇淋的味道一樣。最好和最有效的方法，是親自去體驗。因此最有效的策略，是乾脆讓自閉症者在就診前預先熟悉牙醫或醫生的辦公室環境，這樣至少環境部分的感官刺激就不會那麼難以承受。使用漸進的手段慢慢來。

在預約的診療時間之前，將自閉症者帶到辦公室看一看，然後離開。下一次，增加與護理師或醫生會面的環節，讓他們熟悉可能會碰觸他們的人。根據個體的差異，可能需要一次或多次診療前的拜訪。這背後的基本原理是，讓自閉症者對於將發生在自己身上的事，有一個清楚的圖像，並藉由實際體驗來瞭解伴隨著這些環境而來的感官問題。這樣做是由他們自己去熟悉，讓不可預測性和對看診步驟的陌生感降到最低。允許自閉症者提出問題，如果可能的話，讓他們動手操作一些設備，如血壓計或聽診器。此外，別忘了也為良好行為提供某種獎勵，但如同我之前提過的，盡量不要使用有形的東西給予即時的滿足，如果可能的話，不妨提供一些特權來代替。避免許多小兒科診所提供的那些誘惑，讓護理師在打完針後給提米一根普通棒棒糖之類的。我們之中的許多人擁有極其「敏感」的味蕾，可以偵測出不同品牌的食品之間的微妙風味變化。如果柳橙味的棒棒糖味道和提米所習慣的不完全相同，可能會導致負面反應。最好由你自己帶獎勵去，提供護理師去給提米，或者如果你覺得立即有形的獎勵是合適的，由你自己直接給提米。

其他導致崩潰的觸發因素

任何事只要是突然、戲劇化的和壓倒性的，都有可能導致崩潰或災難性的反應。百分之九十的認知崩潰是源自於溝通問題。身處持續性壓力的環境中數小時，也可能導致自閉症者最終無法處理更多的感官或認知輸入。有時，在這種壓力下，最終導致崩潰的會是一件小事，就像俗語說的：壓垮駱駝的最後一根稻草。自閉症者可能有各種自我平靜和應對的策略，但這些策略的有效性是有時間限制的。當達到臨界點時，除了離開如此壓倒性的環境之外，沒有其他策略可奏效。

試圖參與群體的對話

我知道自己還有一個潛在的崩潰區域，很容易會被周圍的人完全忽略。我指的是當我身處一個人們在一個大對話中各自進行許多小型對話的群體。例如，假設我在一個由六位女性組成的小組中，大家正討論有關我所作崩潰觸發因素的演講。其中兩名女性分支出去進行「子對話」（這是我發明的術語，指當主要對話仍在小組之間進行時，與特定個人就相關話題進行的對話），開始討論某個觸發因素如何導致她們自己的小孩崩潰。因為要努力將這兩位女性的次要對話阻絕在外，我變得很難專注在主要對談上。除了這兩位之外，隨後又有兩位女性決定進行另一個子對話。現在，要在認知上保持專注，不分心去聽小組六人中其中四人說出口的想法，變得更加困難。如果我被困在這種情況下太久，到一定程度後，便無法再進行任何認知處理。試圖集中注意力和阻絕對話導致我的認知超載，感官觸發因素因而加劇，然後開始削弱我的控制力。等到達臨界點後，我便再也無法忍受這種情況，焦慮將接管一切，因為我的身體會自動開始對壓力過度做出反應。如果我不逃出這種狀況，就有可能因最小的觸發因素而崩潰，如果在正常情況下，沒有同樣的過度反應，這些觸發因素是可以忍受的。我曾與其他自閉症成人談過，他們同意我的觀點，說他們往往是處在如此的環境中太久後才「失去理智」，而不是「突然」崩潰。

時間限制也是災難性反應的根源

通常，讓自閉症者進行有時間限制的測驗時，他們會甚至連測驗還沒開始就變得不知所措，因為他們這時已經在為每道試題分配時間。如果今天進行的是一個包含一百二十個問題的測驗，有一小時的時間可完成，自閉症大腦會自動計算出每道題目的答題時限是三十秒。從自閉症的角度來看，個體在遇到一個不會的問題時，會立即開始關注時間限制，擔心自己在某個問題上浪費了多少時間。跳過這一題繼續往下做，是一種轉換，因為如此勢必得留下一個未解決的問題，在無法回答的問題未收尾的狀況下繼續下去。我們的大腦會自動開始糾結於自己浪費了多少時間、還剩下多少時間，這將變成我們最關注的焦點。因為我們以每道題三十秒的規則，創建了一個該如何分配時間的工作劇本，現在出現一個讓我們困惑的問題，我們在該問題上花費的時間超過了三十秒，劇本已經偏離。無論出於任何原因而偏離劇本，都是巨大壓力的來源。提醒時間（「同學們，測驗時間還剩下十分鐘。」）會讓狀況更複雜化，提醒原本是要幫助學生得知還有多久要完成測驗，但只會加深我們的恐懼，我們因為在無法回答的問題上浪費了時間，此時已經沒有工作劇本可遵循。

在為他們進行測驗時，請留意這種必須為每個問題分配時間的需求，並避免提醒剩餘時間，因為那會分散了自閉症學生解題的注意力，導致思維連續性中斷，如此將迫使我們的思路必須重頭開始，因為我們對於「從中斷的地方繼續」有很大的困難。

被催促著做任何事

如同這整本書中不斷提到的，對像我這樣的自閉症者而言，生活依據的是我們以例行公事和儀式所確定和創造的時程表。在我花正常時間從事洗碗等日常活動的情況下，若我的丈夫急於去某個地方，他經常會開始在我旁邊嘮叨：「妳快完成了嗎？」這句話的言下之意是我花的時間太長，要加快速度。

如果我說「還沒。」他會試圖要我偷工減料，希望讓洗碗的工作更快完成。我洗碗是有一定「方法」的，該如何清洗、沖洗和晾乾餐具，是一套有內置儀式的例行公事。我喜歡把盤子擺在瀝水籃上滴乾，而不是用洗碗巾擦乾。在和他結婚的二十三年裡，我一直這樣做，所以這不是什麼他不知道的祕密技巧。我從不把髒盤子留在水槽裡，這是我母親從小教我的規矩。他母親沒有這樣教過他，因此他可以毫不在意地要求我把盤子先放在水槽裡，等回來再處理。我能感覺到他越來越焦慮，開始在水槽附近徘徊，專心看著不怎麼有趣的餐具清潔過程，以及用一種不合邏輯的策略，死命盯著盤子，希望這樣盤子就會神奇地自動變乾淨。如果他決定拿起一塊擦碗布來擦碗碟，因而干擾到我的例行公事，那就請上帝保佑他吧，因為這將引起我強烈的負面反應。例行公事受到干擾自然會引發焦慮，加上他不斷提醒我們遲到了幾分鐘，以及在水槽附近徘徊導致我分心，已經先拖慢了洗碗的過程，更造成我體內的焦慮程度上升，所以我開始本能地做出反應，反過來更助長他的焦慮。不知不覺間，我發現自己的壓力已經大到我無法專注於出門這件事上，然後平時可被我阻絕在外的各種小觸發因素，變成了可能造成崩潰的因素。

請記住，催促會迫使我們改變為相關活動所創建的時間框架或思考模式，而造成劇本的偏離。策略其實非常明顯……就是盡量不要催促我們。如果時間是問題所在，請試著設定時間範圍，為這些確切的活動添加額外的時間。如果可能的話，提早幾分鐘。我先生若能在出門當天早晨，在我不知情的情況下將廚房時鐘撥快十五分鐘，然後表面上嚴格遵守他為我們預定的出發時間，這樣的舉動一點也不會損及他的尊嚴。

為了總結可能觸發崩潰和災難性反應的潛在因素，我以快速且易讀的格式創建了一個清單。請注意，你身邊的個體實際上有數百種專屬他們的潛在觸發因素，在此無法全部列出。若你發現造成你身邊個體崩潰的某個觸發因素，不在我列的清單上，不代表那是無效的觸發因素。我提供的只是將各種觸發因素分類的一般準則。

崩潰和災難性反應的觸發因素

1. 突然的變化（新情況）。
2. 轉換。
3. 感官超載。
4. 認知超載。
5. 一次被給予太多選擇。
6. 含糊或不明確的說明和命令。
7. 被問到過於廣泛的開放式問題。
8. 被迫長期處於高壓的環境。
9. 在沒有任何鎮靜工具的狀況下，處於高壓的環境或情況中。
10. 被賦予一項不切實際的任務，超出個體的能力或極限。
11. 參加驚喜派對，或成為驚喜派對的主角。
12. 音量過高的擁擠地點、場合或活動。
13. 被催促或被趕著去完成某件事。
14. 溝通不良：
    a) 不了解某個隱喻的含義。
    b) 沒有使用具體、精確和一目了然的用語。
    c) 沒有得到可理解的答案。
    d) 使用可以自由解讀的文字來指稱本應精確的時間範圍，例如「等一下」。
15. 被給予時間限制。（例如：你有一小時時間來完成這次生物測驗。）

16. 偏離劇本。

17. 被迫在學校的午餐時間進行社交。（對於許多自閉症者來說，我們在用餐時間的目標是專注於吃飯，在此期間關注或參與對話非常分散注意力和煩人）

我想針對第 17 點觸發因素說些話。讓自閉症學生在午餐或任何用餐時間與同儕進行社交，是一種常見的社交技能教學策略。對某些學生來說，這可能非常困難，甚至是做不到的，因為這需要他們專注於很多件事，如吃飯、傾聽、進行某種眼神交流、理解所說的內容以及思考該如何回應。

專注於聽別人在說什麼（聽覺），吃東西（觸覺），並試圖保持某種形式的眼神交流（視覺），這需要同時使用三種感官，如果你有感覺統合困難——大多數自閉症者或多或少都有——這或許是辦不到的。我知道這種教學策略是出於好意，所以我誠心建議使用時還是要因人而異。或許有些學生希望社交，並真心希望習得適當的社交技能，但我知道有更多的學生完全不喜歡在專注吃飯的同時與他人交談。

賀爾蒙影響與崩潰

我提出的是崩潰和災難性反應最常見的一些觸發因素。顯然，觸發因素就像海灘上的沙粒一樣多。每個個體都會有其獨特的觸發因素，因此請好好熟悉與你共事和相處的兒童或成人。他們在受控環境中與你共處時似乎情緒良好，然而卻可能由於我提到的任何一個或多個合併的觸發因素，導致連帶他們出去散步這樣簡單的事情也能引發崩潰。有時個體可以處理一個壓力源，但當它與其他壓力源相結合時，負擔可能太大，因此導致認知或感官超載。但別忘記，自閉症兒童和成人也可能有所謂「諸事不順的日子」，他們會對原本正面的環境或任務做出負面反應，原因只是心情不好而已。

至於青少年，你會發現在沒有任何明顯觸發因素的狀況下，無論女孩或男孩，情緒都會受到荷爾蒙變化的影響。青少年的荷爾蒙變化因人而異，因此當自閉症學生來上學時心情與平時大相徑庭，請務必考慮到這個問題。要瞭解與你共事的學生。至於爸爸媽媽們，如果提米醒來時處於挑釁或暴躁的情緒，這可能只是荷爾蒙變化所造成的。如果提米在日常或熟悉的情況中，有極端負面的反應，甚至崩潰，而你無法確定這種痛苦的根源，那就可能和荷爾蒙有關了。隨便問任何青少年——無論是否有自閉症——的父母，都會聽到各種恐怖故事，有關他們的完美天使是如何在十二或十三歲的某天醒來後，在精神上變形為「魔鬼女孩」或「野獸男孩」的。你的孩子或學生並不是變得更自閉了，他們的身體變化和其他非自閉症兒童一樣正常。行為的退步應該以不同的觀點來看待，不應歸咎於與此個體一起生活或共事者的失敗。期望青春期的自閉症者總是能忽略荷爾蒙帶來的強烈衝動，完全不受影響，這是不公平的。

| 第八章 |

導致崩潰的溝通觸發因素

溝通不良在無口語群體中同樣普遍

我決定用一整章的篇幅，來討論源自於溝通的崩潰，因為根據我的個人和專業經驗，我發現百分之九十的認知崩潰是起因於溝通，或者更準確地說，是起因於溝通不良。事實上，溝通觸發因素在無口語自閉症群體中同樣普遍，原因有二。首先，有時人們在與無口語的成人或孩童互動時，會把對方當作兩歲幼童一樣對待，使用對幼兒說話時的詞彙和語調。通常，會這樣說話的人，並沒有與自閉症者共事或生活的經驗，誤以為無口語能力意味著低智商。

另一個主要原因，也同樣發生在與高功能和亞斯伯格症患者的溝通上：使用不精確的模糊、非具體語言。個體不會說話並不代表他們的智力發展不如同年齡的有口語能力個體。我在本章中所指出的可能導致崩潰的溝通觸發因素，不只適用於與無口語群體共事的照顧者和專業人員，也適用於與高功能和亞斯伯格症群體共事的人。

根據我的個人經驗，新情況是災難性反應的頭號根源，但是當我不明白一個人試圖向我傳達什麼以及被誤解時，我會感到沮喪和焦慮，此時除非有介入措施，否則通常會升級為崩潰，因為我已無心力以對方可以理解的方式傳達我的擔憂。在這種情況下的語言障礙，讓我感覺自己說的彷彿是純然的外國話，但明明對方和我說的就是同一種語言。因此，溝通不良就成了我認知崩潰的第二個原因。這種溝通上的障礙，有部分源自於自閉症和非自閉症心態所使用的通通方式是不同的。

自閉症溝通方式的差異

一・龐大的事實知識庫

在研究崩潰的溝通觸發因素之前，我們需要先瞭解自閉症群體在溝通方式上的差異。首先，自閉症者擁有龐大的事實知識庫，並且偏好以事實作為談話內容。我們喜歡收集事實和數據。在我們特別感興趣的領域中，瞭解關於該特定主題的所有事實和細節，是最讓人興奮的部分。我們喜歡（對非自閉症者來說也許太多了點）與他人分享這些事實，因為我們覺得它們很迷人，而且甚至與日常生活高度相關。對我們來說，在特別感興趣的領域裡，知識永遠不嫌多。不幸的是，我們分享事實的這份「熱情」，往往被視為漫無邊際的自言自語。我遇過很多亞斯伯格症的孩子，他們總是焦急地進行完一連串適當的社交問候，像是打招呼、問好之後，迫不及待地與我分享這些事實。無論是湯瑪士小火車還是恐龍，我在與他們交談的時間內，提供一個機會讓他們盡情分享所有令人興奮的花絮，因為我知道談論特殊興趣有平靜的效果，有助於降低以陌生方式持續交流的焦慮。這也讓他們獲得肯定，增加自我價值感，畢竟這些孩子往往與同儕格格不入，而且因為接受的是特殊教育，可能會被其他同學誤以為是笨或有精神障礙。讓這些個體有時間分享他們在特殊領域的豐富知識，也有助於他們跨出寧可獨自追求知識的舒適區，在社交上變得更加自在。

● 藉由獲知事實來處理恐懼

因為我們更偏好邏輯而不是情緒，我們之中有許多人會藉由獲取知識來處理恐懼，先解釋我們恐懼的原因，然後根據事實提出劇本來處理恐懼。

讓我們以飛行的恐懼為例。和許多成人一樣，我也害怕飛行。我開始對有同樣恐懼的非自閉症者進行調查。他們恐懼的首要原因與我害怕飛行的原因是一樣的：遭遇飛機失事，或死於空難。當我繼續追問如何處理這種恐懼時，得到了非常基於情緒的回答。有些人告訴我，他們完全拒絕坐飛機，因為不想冒死於空難的風險。其他人則表示，他們會在登機前吃藥，藉由處方藥或酒精，讓自己不管飛行中發生什麼都「不在乎」或「感覺遲鈍」。他們其中大多數人曾尋求專業的諮詢，述說自己航空旅行恐懼症的情緒構成（emotional component），但也承認其實成效不彰。非自閉症群體常用的一個方法，是向他人傾訴，並聽取飛機失事的機率很小之類的鼓勵和保證，藉此來尋求安慰。他們藉由這個方法將負面「感受」說出口，來為面對災難的無助和無力感獲得一些情緒控制。他們無意識地對那些半真半假的話採取開放並接受的態度，但那些話只是禮貌性地不去揭露所有可以正確證明他們恐懼的事實。類似的經典回答就是：「別擔心，親愛的，每年死於車禍的人比死於飛機失事的人還多。」

這句話或許可以為一些非自閉症者帶來安慰，但我的自閉症式反應會比較實際：「對，雖然這是真的，但只需要一次飛機失事就可以毀掉我的一整天。」

非自閉症者也許會從安慰的話中受益，這些話帶給他們安全的假象，但對於自閉症者來說，這樣的話幾乎是引發爭辯和挑釁的。安慰的話對我們來說毫無用處，只是浪費口舌。我們需要確鑿的事實和統計數據，才能感覺放心。我很愛我母親，但每當我在電話中與她談到即將搭乘的航班時，她總會用她最喜歡的安慰金句來試著減輕我的恐懼，「親愛的，該是妳走的時候，妳就會走，沒有什麼能阻止這件事。」

這完全不能消除我的飛行恐懼，或讓我感到比較安心，所以我會努力反駁她：「但是媽媽，如果該走的是機長，那我和他一起走不就受到連帶損害！」

和許多自閉症者一樣，我是藉由研究事實和統計數據來處理自己的恐懼。我會儘可能獲取飛機失事和災難的相關數據。我調查導致墜機的原因，以及有哪些乘客在困難重重的情況下倖存，他們為何又是如何做到的？然後，我查看每家航空公司的安全評等、過去飛行事故的記錄以及每架飛機的型號，以確定哪架飛機最不可能遇到可能致命的故障。感謝上帝有網際網路的存在，這是人類能想像的所有主題的資訊聚寶盆。想當然爾，我發現了許多有趣的統計數據，是我覺得應該與任何願意傾聽的人——尤其是其他乘客——分享的，但可惜與此相關的對話交流從未受到歡迎，甚至被視為病態。我討論這個主題時的熱情和興奮被認為完全不合時宜。他們不瞭解的是，我對墜機這些事所表現出的欣喜，是來自於自我賦能（self empowerment）的感受，擁有這所有的資訊後，我可以創建劇本來增加自己的生存機會，這讓我對無法控制的事有了控制感。儘管生存的機會很渺茫，但至少現在我對每一種想像得到的飛行事故都有一個行動計劃，知道自己將戰鬥到底讓我感覺安心。

試圖使用不切實際的話來安撫自閉症者，會被視為一種侮辱。像「別擔心」或「事情最終會解決」之類的話，聽起來只像是在瞧不起我們的恐懼。這不是我們想聽到的。要安慰我們，就要說出與我們的恐懼有關的事實，如此才有助於減輕一些對巨大未知的擔憂。舉例來說，要讓我對即將搭乘的航班放心，你可以說：「你搭乘的航空公司擁有當今業內最高的安全記錄，而且這十多年來都沒發生過任何重大事故。」這樣的話就有助於減輕我對搭飛機的擔憂。

這樣的說法至少提供了一些具體的證據（事實），為自閉症者帶來安慰的效果。

● 迷戀恐怖事物的青少年：一個溝通不良的例子

自閉症者會傾向於尋找引起他們恐懼的主題的相關事實。有時，自閉症青少年會「迷戀」某些被認為是恐怖的特殊興趣，他們「研究」事實、並制定策略，藉由使用邏輯性的對策來對抗可怕的場景，以此來應對這種恐懼。

我曾受委任為一個十三歲的亞斯伯格症少年做諮詢，他非常迷戀吸血鬼，迷戀到開始講述如何殺死吸血鬼的可怕細節來嚇唬他的老師和同學。他母親驚恐地發現，他的電腦裡下載並建立了好多有關吸血鬼血液的資料夾。回想收集到的種種有關吸血鬼及其造成周遭的人死亡的事實，似乎讓他很開心。他們擔心他或許有心理變態的傾向，因為他經常自顧自叨叨不休關於死亡和不死生物的話題。從表面上看，以及光是從他迷戀的狀況來判斷，可以理解學校為何會得出這男孩需要接受精神鑑定的結論。他曾明確地告訴同儕，除非他們自我保護，否則最終可能會死亡或出現更糟的狀況，這把同學們都嚇壞了。每當老師發現他試圖「說服」某個同學學校裡有吸血鬼時，就會把他拉到一邊，命令他立即閉嘴。這導致他因為無法完成對話而變得偏執，每次都發展成完全崩潰。他在迷戀吸血鬼之前，從不曾出現過這種離奇的興趣。我與他母親談過後，得知他這個「興趣」是突然「莫名其妙」出現的，讓我對這個行為的根源產生了懷疑。

在與男孩面談時，他一開始確實表現得很沾沾自喜，告訴我種種摧毀吸血鬼的方法。對某些成年人來說，這樣的舉動幾乎像是故意想引起震驚的反應。也許因為我本身是自閉症者，我的第一印象是他很自信，而不是接近精神錯亂。正所謂「知己知彼」，在此我利用了自身的自閉症優勢，我只「感覺」到這是一種對於害怕或恐懼的補償行為，因為沒有合邏輯的具體劇本可應對這種情況，所以產生了龐大的恐懼感，於是用事實來作為對抗這種恐懼的方法。這是自閉症者熟悉的應對策略，其他同道之人（自閉症者）也使用這種方法時，我一眼就看得出來。

我針對他對吸血鬼的迷戀，問了一些具體的尖銳問題。他的回答揭曉的是我已經知道的事，但卻讓他的父母和老師震驚不已。有一部關於青少年吸血鬼和吸血鬼與人類之間禁忌戀情的電影，在青少年間形成一股邪教崇拜。這部傳奇電影在美國對青少年產生了極端的影響，甚至發展出一些小團體，定期以實際咬人和飲血作為忠誠和友誼的標誌。這個亞斯伯格症少年在午餐時無意間聽到關於這種活動的對話，並親眼目睹了同桌的同學身上的咬痕。出於好奇，他問學生發生什麼事，學生用恐嚇的語氣回答說這是吸血鬼的印記。吸血鬼確實存在這個想法，當然讓這個亞斯伯格少年感到恐懼，所以他拚命試圖警告老師和父母，不幸的是，他們只是不斷告訴他沒有這樣的生物。仍然深信不疑的他，決定透過網路和觀看吸血鬼電影，盡可能收集關於保護自己不受吸血鬼侵害的資訊，並鑽研摧毀德古拉的各種方法。然後，他試圖向持懷疑論的成人們複述他發現的事實，以此來「證明」他有事實可佐證吸血鬼的確存在的說法。如果他面對的成年人一開始不把他的恐懼視為幼稚的想法，而是和他一起坐下來，反過來用合邏輯的事實陳述來分析他的恐懼，我想他的迷戀或許不會如此失控。

我在發現他神祕興趣的根本原因後，建議讓他與心理健康專家進行一些治療性的討論，並針對少年收集到的吸血鬼存在的所謂事實資訊，以及證明他們不存在的事實證據，進行意見的交換。問題在於，支持這種超自然活動的事實資訊是來自於網路。少年為了尋找資訊，在搜尋引擎中輸入的是「現代吸血鬼的證據」，得出的結果當然只有無窮無盡支持這些夜行動物存在的說法。在搜尋引擎底下，出現的只有吸血鬼存在的資訊，沒有相反的資訊。而且因為關於這個主題的資訊量多到數不清（超過一千個網頁），少年將之解讀為證明吸血鬼必定存在的另一個「事實」。在諮商期間，治療師並沒有「談論」自己的感受，而是實際和男孩用電腦一起檢視網路上質疑吸血鬼存在的資訊。經過幾次這種調查事實的諮商後，吸血鬼存在的現實所帶來的威脅感降低，亞斯伯格症少年對吸血鬼的迷戀也就逐漸減少了。

我要特別指出，有些亞斯伯格青少年對恐怖事物有濃厚的興趣，未必是試圖調節恐懼所造成的，而是因為那些事物因為各種不同的理由為他們帶來了樂趣。在上面的案例中，少年周遭的所有成年人因為他突然對某個令人不安的主題產生強烈興趣，就自動假設他有精神不穩定的問題，這是錯誤的報導——亞斯伯格症的年輕男性有暴力傾向——所造成的影響。因為這個案例中最大的問題在於他試圖向他人傳達自己的特殊興趣，這是一個很重要的線索，代表整起事件不僅僅是迷戀超自然力量的問題。我在為任何干擾行為貼上標籤之前，一定要確保其根本原因並非出自焦慮。

● *事實的交流在心理上有刺激作用*

除了利用事實來消除恐懼之外，自閉症者單純只是更享受事實的交流，而不熱衷於弄清楚他人是否幸福愉快。對自閉症個體來說，討論膚淺的話題，像是接下來的夏季時尚趨勢或鄰居、同事的八卦等等，都很無聊、不吸引人。我們感興趣的是可以從一個主題中收集到什麼事實知識，而不是討論人類的狀況。我們溝通的重點，是要從對話中收集對我們有益或增加知識庫的知識或事實。

如果你不相信，不妨試試這個簡單的實驗，找一個亞斯伯格症的個體，開始談論一些不涉及個人、但符合社交禮貌的話題，像是天氣之類的。例如你說：「天氣預報員預測明天會下雨，但我看不出來是否會下雨，畢竟現在是個萬里無雲的晴朗下午。」亞斯伯格症個體的回答很可能會陳述各種事實，像是如何尋找天氣即將變壞的跡象，或者討論正往本地前進的一些低壓系統，並補充速度、方向等等完整的統計數據。一般來說，就算是「閒聊」，自閉症者也會很自然地在其中插入各種事實和／或統計數據來賦予對話「有效性」，以維持自己對此次談話的興趣，並測試對方能否回報他們感興趣的事實。以下的看法我真的不知該如何以政治正確或善解人意的方式表達，所以只能直言不諱：許多自閉症個體並不關心別人的感受，因此要他們專心或同情地傾聽某人「發洩」情緒，吸引人的程度就像看草生長差不多。自閉症個體在這類型的交流中會感覺不自在，因為他們無法對主題產生連結，很容易顯得不感興趣，會打斷和改變主題，或者提供不帶感情的解決辦法，但實際上對方只是想有人傾聽，不需要人提供建議。

二·「問答」式溝通讓自閉症個體更自在

我們的溝通方式的第二個差異，在於如何維持對話的進行。對我們來說，一切都是具體、字面和按照劇本的，所以許多非自閉者模糊而開放地讓對話流動這種溝通方式，我們很難跟得上。假設，你在三天聖誕節假期後重返工作崗位，同事間的交談可能會從一個開放式的問題開始，例如：「你在耶誕節假期做了什麼？」

一般的非自閉者可以完全理解，這個開放式問題的意思是問他們的節日是如何慶祝，又是和誰一起慶祝的？然而對自閉症個體來說，這卻可能變成不安和焦慮的根源，因為問題太開放性了。他們會從字面上加以理解。這句話是否意味著對方想知道他們在假期中所做的一切呢，是從每日起床到晚上就寢為止嗎？

這個問題不夠具體，而且沒有指定是在整個假期時間範圍內的哪個特定時段。我們比較喜歡問答式的溝通，所以開啟對話的更好說法會是：「你是在家裡和朋友、家人或熟人一起慶祝耶誕節嗎？

這種問法讓問題變得非常具體，不需要花費太多心力來破解問題的意圖。當然，這或許會讓你只得到短短一、兩句話的回應，因為在自閉症個體的腦海中，他們已經回答了你的問題，但至少你的措辭是他們可以理解的。如果你想得知更多細節或繼續對話，就必須問一系列的具體問題來獲取資訊，而這些資訊是非自閉者聽到「你在耶誕節假期做了什麼？」這樣的提問，就會主動提供的。

有時，自閉症者會回答你的問題，但不會回問你在假期裡做了什麼。這並不是代表我們是故意沒有禮貌。我們沒有禮尚往來，是因為我們通常不會問這樣的問題，而且你沒有具體說明我們應該詢問你的假期狀況。這時不妨用「那換你問我做了什麼來慶祝耶誕節吧。」來提醒他們你對他們的期望。

溝通是認知超載的主要來源

許多日常交流的常用語句，可能成為崩潰反應的觸發因素，因為它們隱含了與字面完全相反的意思。還有一些模糊、不清楚且沒有明確具體時程表的詞語或表達，也是大部分嚴重自閉症和無口語個體的負面反應的來源。

以下清單是可能導致自閉症個體因溝通不良而變得激動的常見句子或用詞。這絕不是一個完整的清單，但可以讓你有一點概念，知道在試圖傳達你的意思時用怎樣的措詞比較適當。

意指能力而不是命令的請求方式

「**你能夠**（Could you please）用那個水壺裡為我倒一杯水嗎？」

「**你願意**（Would you please）用那個水壺為給我倒一杯水嗎？」

對於上述這兩句話，自閉症個體可能都會回答「是」，但接下來並不會按照你的請求做。為什麼？

用「能夠」和「願意」開頭的句子，並非要求採取行動，而是確定是否有能力。用「你能夠」實際上只傳達出：「你有執行這種動作的身體能力嗎？」並沒有傳達出「為我倒一杯水。」的意思。

「你願意」由字面來解讀的話，意思是：「當我之後給你一個確定時間的時候，請為我倒一杯水。」

要將時程表定義為當下的關鍵策略，只要簡單加上「現在」兩字即可：

「你願意現在用那個水壺為給我倒一杯水嗎？」

「現在」兩個字自動將這個請求的時程表定義為當下。這樣，就不會搞混你想要的時間範圍。

如果你以問題的形式給出命令，就很可能被誤解為只是在詢問，想確定他們執行該請求的能力或意願而已，特別是如果你的語氣變化造成暗示的話：「你**現在**能夠為我倒一杯水嗎？」

因此，在提出請求時，請務必使用命令而不是提問的形式，並使用「現在」兩字，來代表執行該請求的時間範圍是在當下。確保你的語氣不要聽起來像是提問，而是堅定而禮貌地請求立即採取行動。

涉及時間框架的語句，按字面解讀必定會不夠明確

「在這裡等，我**一分鐘後就回來**。」

「這只需要**一秒鐘**就好。」

如果這兩句話被自閉症個體從字面上解讀，當字面上的六十秒時間到而你沒有回來時，他們可能就會非常焦慮。他們也有些人可能會開始質問你如何在一秒鐘完成某件事，因為考慮到人類的時間維度限制，這在理論上是不可能的。另一方面來說，如果你經常使用這類表達方式，自閉症者會推斷出此類說法無效，因為它們從未按照所說的執行過，於是他們決定完全無視這些話。

這是我從父母親那裡常接收到的抱怨。自閉症的強尼詢問正在打電話的阿姨他可不可以出去玩，以及什麼時候才能去。這打斷了她與電話另一端的對話，所以她告訴強尼通話就快結束了，要求他「等一分鐘」，然後又繼續講電話。強尼等了六十秒，發現她連在六十五秒後也還沒要說再見的意思，所以就自己跑出去玩了。阿姨在三分鐘後掛斷電話，發現強尼並沒有耐心等待再次詢問。她看見他在屋外玩耍時，顯然很不高興，因為他沒有徵求外出的許可，這是他必須遵守的規矩。她把他叫回家，斥責他違反了既有的規矩。以下是對話如何發展

為溝通不良的典型過程：

「強尼，你知道除非先徵得同意，否則你不可以出去玩。你違反了規矩。」

強尼回答說：「我沒有違反規矩。我的確徵求妳同意了。」

「什麼時候？」阿姨問。

「妳在打電話的時候。」

「我叫你等一分鐘，你違背了我的指示。」阿姨回答。

「我完全沒有違背妳的指示。妳說等一分鐘，我不只等一分鐘，我甚至還給了妳額外五秒鐘的寬限期，但妳只是繼續說話，不理我。」強尼反駁道。

她訓斥說：「你不可以對阿姨說話不禮貌。」

接下來她繼續責備強尼，不只因為他擅自出門，還因為他在回應懲罰時態度不尊重。

平心而論，強尼根本沒有企圖違反任何事。他完全按照字面意思做了他被告知該做的事。在行為受到質疑，被說是利用等一分鐘這句話作為違反規矩的藉口時，他提出一個合理的反駁論點，說自己等了整整六十五秒才出去玩，因為在他心中自己確實徵求了許可。從沒有人向他解釋過——都僅僅是暗示——在詢問過後，還必須等待是或否的答覆。根據強尼的說法，他遵守了自己被教導的規矩，然而當他試圖向阿姨解釋時，卻被認為是爭辯和挑釁。

過度濫用有約束力的詞語，不會被認真對待

「**我保證今晚不會忘記打電話給你。**」

「**我向上帝發誓。**」

「**相信我一定做到。**」

「**我不會騙你。**」

我經常聽到人們說，承諾就是用來打破的。事實上，我曾整整一個月隨身攜帶一本小筆記本，每當聽到有人使用「承諾」這類用詞來表達確定性時，就記錄下來。我這麼做是為寫書做準備，卻發現人們在隨意談話中使用「我保證」這樣的句子多到讓人驚訝。

我今年買了一輛新卡車，銷售員「保證」這將是我這輩子所能買到最好的車。他怎麼知道這會是我所擁有最好的車呢？自從我在一九八九年購買第一輛卡車——現在仍在使用——以來，汽車技術已經有巨大的進步。當時錄音帶的立體聲音響系統是算是最先進的，但老實說，和我現在擁有的 CD 音響根本無法相提並論。而且和新車的車窗控制按鈕相比，以前用轉動手柄來開車窗真是麻煩極了。誰知道未來十年的汽車會有多大的演進，會比我現在駕駛的汽車進步多少，所以怎麼有人能保證我的二〇一〇年豐田會是我畢生擁有最好的卡車呢？

我在出門展開巡迴演講之前，曾要求丈夫不要忘記在天氣預報有霜凍的夜晚用布蓋住菜園。他「保證」會記得，然後就忘記了，所以等我回家時發現菜園已經在一個酷寒的早晨被毀了。我常聽到人們說「我保證記得」，但他們通常不會。雖然

不是故意的，但我相信這個社會有一種傾向，讓人說出他認為另一個人想聽的話，或者在使用「保證」或「我發誓」之類有約定性的用詞時，其實並不了解它們真正的含義。

在美國，每當有人必須上法庭作證時，都一定要按著聖經「發誓」他們說的是實話。即使是頑固的罪犯也會「發誓」要說實話，然後接下來還是說謊。一九九六年的時候，有一名獵人侵入我們的農場並非法狩獵，我和丈夫沿著柵欄進行維修時，和他正面遭遇，他用步槍指著我的胸口，威脅要開槍。他甚至還攻擊我丈夫，用一根樹枝砸他的頭，威脅要殺了他，然後躲進樹林裡，後來是被警察找到。當案子進入審判階段時，法官必須決定誰在說謊，誰在說實話，因為無論是我丈夫和我或者被告，都發誓會說實話。由於他堅稱無罪，所以顯然是有人在撒謊。他就這個事件的證詞，不止一次被抓到是在說謊。最後，男子被判所有七項指控全部成立。我知道對許多人來說，按著聖經發誓仍然保有最初始的重要性，但對某些人來說這舉動卻毫無意義，我覺得這很難接受。

即使結婚誓詞「我保證會愛和珍惜……直到死亡將我們分開」被認為是兩個合意者之間具有社會約束力的莊嚴契約，但現今的離婚率卻一直維持在百分之五十一左右。

對任何年齡的自閉症個體使用「我保證」這個詞，在他們心目中都是一個有約束力的契約，代表你發誓不會違背承諾。我們會從字面上非常認真地看待這個詞。

今天早上我和某人就此進行了討論。她試圖向我解釋，所有人都不時會違背承諾，因為事情會發生變化，然後還要我回想上一次違背承諾的狀況。當我回答說我從來沒有時，她不相信，一開始還以為我在說謊。於是我告訴她，承諾是一種誓言、契約和具有約束力的協定，無論如何都要遵守，除非相關人之間達成撤銷的協定。在同意做出保證承諾之前，我一定會權衡後果，因為這代表我必須遵守自己的話，無論我之後是否有別的想法，都必須遵循我同意做的事情。我不經常做出保證，也絕不草率地承諾。歸根究底，我們在這個世界上唯一能拿來確保自己誠信的東西，就是我們的話。在一百年前，承諾或者握手被認為是具有約束力的協定。到了今天，我們還是會承諾和握手，但隨之而來的是堆積如山的文件，詳細說明違約的各種條件和影響。為什麼？因為隨著時間的推移，我們的社會藉由預謀違背承諾的意圖，貶低單純口頭承諾所代表的誠實價值。承諾不再是正直的徽章，而淪為一種陳詞濫調的表達方式。

這對父母、照顧者以及那些與自閉症個體共事或他們周遭的人來說，我這些話聽起來可能過於苛刻或批判，但我相信他們的出發點是誠實的，但有時太過忙碌，或單純只是忘記，或者覺得過一段時間再履行承諾，效力會和當初的協定一樣有效。但並非如此。

● *違背承諾*

自閉症的提米在餐桌上聽到父親說，他明天只需要早上到辦公室開會，可以早點回家，這讓提米很興奮。提米趁機問一向很忙碌的父親，既然他會提早回家，是否願意帶他去天文館看小行星碎片展覽。他父親同意了，但對彗星特別感興趣的提米想確保一定能成行，於是要求父親承諾會帶他去。爸爸說：「好，我保證明天回家後我們會去天文館。」

提米很興奮，因為他的父親做出了「承諾」，他認為這是一個有約束力的契約，必然會說到做到。第二天，興奮的提米迫不及待地等著父親提早下班回家，但一個又一個小時過去，還是不見爸爸的影子。時間越晚，提米就變得越明顯地沮喪和焦慮。他開始不斷臆想父親發生了什麼最糟糕的情況，所以才沒有回家。媽媽試圖安慰提米，表示這些擔心是沒有道理的，但提米堅持父親已經承諾過要帶他去。（通常，尤其是年幼的孩子，他們無法用語言表達有約束力的協定的重要性，只會不斷重複「但他答應過的」之類的話，以解釋協定被破壞的嚴重性。最後，父親在正常時間回到家，等著他的是沮喪甚至是憤怒的兒子。這時父親試圖解釋：「工作上出了點事，我走不開。我保證會彌補，休假日再帶你去。」

對提米來說，他父親違背了承諾，結果就是他的「話」變得不再可信。一些與提米處於相同狀況的自閉症孩童，此時會變得非常生氣（在內心深處，這實際上是一種偽裝的受傷），因此往往會表現出各種的憤怒行為。事實上我曾聽過一個自閉症孩子在類似的狀況下對父母大吼：「我希望你不是我父親」，情況非常相似。

所有的孩子都把父母視為上帝。對他們來說，父母是景仰的對象，是能以性命相托的人。孩子們認為父母是絕對可靠、無所不知的。他們經常會將這種心態推及到在生活中互動頻繁的成年人身上，例如親戚或專業人士。純真的孩童認為人類是天生誠實，只帶有善意的。成年人違背承諾所造成的破壞性，是同齡人違背承諾的一百倍。孩子們很小就藉由童謠來學習信守承諾的價值，而童謠裡常常提到違背承諾將帶來不堪設想的後果。當我還是個小學生時，任何與同學的承諾都會被認為是誓言、契約和不可違反的協定。我們必須背誦下面這句話，來嚴正表明自己是自願同意的：「我保證做到，否則就讓針刺進我的眼，穿過我的心，以死明志。」

在發誓時，交叉身體的任何部位——例如手指，都會被視為預謀無意兌現承諾，因此小時候我們會規定在許下承諾時手不可以放在背後。在最終被現實生活說服之前，大多數小孩都非常認真地看待承諾這件事，等上高中後，會對此有一種不成文的理解——違背承諾是常有的事。然而，對一些高功能和亞斯伯格症的兒童和青少年來說，還是無法接受承諾註定要被打破的現實。許多像我這樣的自閉症成人將終生繼續以字面意思看待承諾，將其視為牢不可破的契約。身為一個成年人，我現在有權力在另一個人向我做出承諾之前先告知對方，除非死亡或撤銷約定，否則如果他們因任何原因違反我們雙方同意的承諾，我將追究他們的責任。我藉由這種方式，讓他們可以不去承諾自己無法貫徹到底的事，並要求他們使用依舊能傳達良好意圖，但不被約束貫徹該行動的說法，像是：「我會試著盡力而為。」

然而，孩子無法像我一樣在協定之前質疑對方履行契約的能力，所以我懇請身為成人的你們避免訂立具有約束力的協定，除非你已準備好無論發生什麼事，都會貫徹完成。這代表，如果你承諾週六帶提米去公園，到了週末卻下起雨時，你們還是必須在雨中去公園，除非你和提米有下雨撤銷條款，例如：「提米，只要不下雨，我保證週六下午帶你去公園。」

模糊的時間表述，可能引起極度的焦慮反應

「到時就知道了。」

「可能。」

「或許。」

「如果你表現好的話。」或「如果你乖的話。」

別忘了，自閉症個體需要為一天中的每一分鐘編好劇本。使用定義模糊的時間框架會產生焦慮，因為他們無法確定你給的答案的「是」還是「否」，也無法根據該你的回答為自己創建事件的工作時程表。舉例來說，提米問老師能不能餵教室裡的寵物金魚。老師回答說：「今天不行，或許明天吧。」

這答案既不是肯定也不是否定，對於生活在一個具體、字面、非黑即白世界的自閉症者來說，她的回答完全是在迴避他的問題。對提米來說，她等於沒有給出任何承諾。千萬別忘記，當自閉症個體提出問題時，他們期待的是一個具體的答案。要麼解釋事實，要麼直接回答是或否。開放的模糊答案對我們來說不適合，因為會被當作是沒有回答，根本在逃避或忽略問題。這會引起某些自閉症個體強烈的負面反應，特別是那

些堅持僵化結構制度的人，因為這樣的答案不具體，或者說不是非黑即白的。對於自閉症個體來說，世界只能是黑色或白色的，絕不會是灰階的。這種觀點在你們看來可能過於殭化，但這就是我們的思考方式。

我觀察到在各種種環境中，人們經常會對孩子——無論是否患有自閉症——使用「如果你表現得……」這種說法。例如，自閉症學生瑪麗在適應和堅持完成任務上有困難。特殊教育助教告訴她：「瑪麗，如果妳表現得好，就可以在下課休息時間出去。」

瑪麗聽了反而變得更焦躁，因為表現得好這件事沒有可辨別的時間範圍。如果她什麼時候「表現得好」？就在現在嗎？還是晚一點？要持續多久？老師要的是哪一種好的行為表現？

同樣的請求，若換一種更好的說法，就不會引起嚴重的困惑和焦慮，你可以說：「瑪麗，如果妳安靜坐好，專心在這項任務上，等完成後就能在當節下課時間出去玩。」

定義模糊的開放式問題

「你感覺怎樣？」

「你想做什麼？」

「你到底有沒有吃東西？」

對於自閉症個體來說，這種性質的問題極度難以解讀，因為不夠具體。當有兩人聚在一起時常會用到這句話：「那你想做什麼？」一般非自閉群體都可以理解這個問題所要傳達的意思是，他們在一起時應該從事什麼活動。但對自閉症者來說，這樣的問題只會讓我們措手不及。這個問題該如何解讀？當我們在一起時，我想做什麼和我被期待做什麼是兩回事。「我想做什麼？」是指什麼？意思是我今天、明天、餘生想做什麼嗎？是為了娛樂、工作或一項共同的活動做什麼嗎？何時做，持續多久時間？我想做什麼和我們應該做什麼，是不一樣的，所以你指的是個人興趣，還是共同一起做的事？

這個問題只會產生更多的問題，你看出來了嗎？自閉症者需要花費力氣和大量的精神能量來解譯和思考對方要傳達什麼。一個簡單的問題，通常會從自閉症個體那裡引出一系列相應的問題，他們只是試圖弄清楚問題，卻經常被誤解在鑽牛角尖。一個簡單的提問，變成了令人煩厭的枝微末節訊息交換，目的只是想對最初的問題得出一個答案，一段時間後，雙方都會精疲力竭。我如果碰到這種類型的溝通差距時，會盡量避免與該個體或團體進行任何進一步的接觸，因為付出的心力似乎與成果不成比例。

當自閉症者被問及所體驗到的情緒，像是「你對此有何感受？」或「這讓你感覺怎樣？」似乎會無法回答，因為我們和自己的感受是脫勾（detached）的。雖然我們確實體驗到與其他人相同的情緒，但以邏輯出發的大腦在我們有感覺時似乎無法識別，卻會在行為上反映出感受。特別是如果個體已經很緊張時，你又問了一個如此模糊的問題，會將挫敗感推得更高，導致他們在拚命尋找答案時，在口頭上攻擊你問的是一個愚蠢的問題。如果你想確定他們目前的情緒狀態，不妨直接一些。

觀察他們的行為，然後提出直率的具體問題，例如：「你現在生氣了嗎？」

在問句中加入「是或不是」，並提及時間，讓問題變清楚

有時，自閉症光譜上的個體會不知該如何回答你的問題。除了讓問題明確之外，還可以加入一些東西，讓你想問的內容變得清楚，從而獲得具體的答案。無論對嚴重的自閉症者或高功能個體，下面這個策略都適用。在提出問題時，請務必加入明確的時間，讓問題變得清晰。

與其問瑪麗：「妳想要一支冰淇淋甜筒嗎？」不妨加入時程表說：「瑪麗，妳現在想要一支冰淇淋甜筒嗎？」

在第一個問題中，沒有提到瑪麗什麼時候想要冰淇淋。所以這問題的意思是現在還是以後呢？在句子裡加入「現在」兩字（或任何指定的時間範圍，例如「今天下午稍晚三點的時候」），等於將問題縮小到特定時刻，讓她更容易回答。

要想進一步讓你期待得到怎樣的答覆變得更清楚，請在問題最後加上「是或不是」。這方法也非常適用在言語能力有限的個體身上。「瑪麗，妳現在要吃冰淇淋嗎？是或不是？」這樣做可以讓問題具體、明確、易於回答。自閉症個體不需要試圖弄清楚你提問的用意是什麼，你的問題已經非常精確、非黑即白了。

我們很依賴口語，因為我們無法理解微妙的非口語姿勢、

線索或隱含的意思。由於對於很多自閉症個體來說，同時進行眼神接觸和傾聽是不可能的，因此專心聽人說話是我們解讀他人語言的唯一手段。底下這個與盲人溝通的例子，是個很好的類比。我沒有不尊重視障群體的意思，但使用這個類比可以簡單扼要地描述出在語言不具體、簡潔時，自閉症者所遭遇的困難。

想像一下，你和一個盲人在草地附近散步。你看見幾隻小牛在一棵樹附近嬉戲，還有數不清的蝴蝶在那裡飛舞。你很想與你的散步夥伴分享這個讓人愉悅的景色，你會如何向一個從未見過牛、樹、蝴蝶甚至草地的人描述這樣的畫面呢？你不會只是說：「哦，看看那些在樹邊玩耍的小牛。」對那個人來說，這些資訊不足以理解你所指出的「畫面」。

你需要盡可能提供詳細且描述性的資訊，來幫助此人在腦海中形成圖像。你可以這樣開始：「有兩隻年輕的小牛，才剛冒出一點點牛角，身高到腰左右，身體大部分是白色的，脖子和頭部兩側都有足球大小的黑色圓形斑塊。」

在與自閉症者交談時，別忘了一定要非常具體和詳細。這將消除你想傳達的內容可能引起的困惑，越少的困惑代表越少的挫敗感，讓焦慮感得以維持在較低的程度，從而減少崩潰或災難性的反應。

為什麼「不」這個字會導致崩潰？

這是與無口語或嚴重自閉症群體共事的人，最常向我提出的問題之一。只要對他們說出「不」這個字，他們就會立即陷入崩潰模式。很難百分之百確定是什麼原因，因為這些人顯然無法用口語表達為何這個字會如此令人沮喪，但我相信這與訊息不足有關。我觀察過無數次當照顧者、父母或專業人士不得不拒絕他們某些事時的互動，我發現如果用其他方式來代替說出「不」這個字，並不會出現負面反應。與其告訴提米：「不，你不能拿那條糖果棒」，不如用一些比較細節的說明來代替「不」這個字，比如：「你可以在我們完成這項任務後吃糖果棒，但不是現在。」

有時「不」可能被解讀為「永不」，若沒有任何詳細的解釋，這個詞以及其概念是很難理解的。簡單一個「不」字太含糊了。即使是無口語個體，也有一種天生的需求，想盡可能合邏輯地處理他人對自己的請求和命令。用對有口語能力的孩子一樣用詳細具體的方式與他們交流吧。

孩子也有可能因為感官問題，而被「不」這個字激怒。或許那孩子遇見有人提高音量或對他大吼「不行」，這些情況除了是可能的感官觸發因素（音量）之外，也因為事出意外而讓他們措手不及。造成這些狀況的未必是家人或老師，而是其他與孩子接觸的人。除非你每週七天、每天二十四小時都陪在那孩子身邊，否則不可能知道他們與其他人有什麼互動。一個不會說話的孩子沒辦法在放學回家時，向你抱怨他在校車上坐錯位置時，被司機大吼：「不可以！」

我的意思並非這些可能的原因都一定會導致個體對「不」這個字產生負面反應。我只是提供值得考慮的狀況。

| 第九章 |

崩潰的介入措施

在本章中，你將找到崩潰介入措施的指引。在我的第一本書《處理崩潰：使用 S.C.A.R.E.D. 鎮靜技巧來應對自閉症兒童與成人》中，在合著者的協助下，我們採用了一個開創性的培訓計劃，我創建這個計畫的目的是利用介入措施來避免或減少醫療環境中的崩潰，並將其擴展，讓任何直接面對實際崩潰的人都可使用。那是一本革命性的書，因為作者不僅經歷過崩潰，而且具有教育、培訓背景和先天知識，知道在正確遵循指引的情況下，如何有效處理崩潰和降低崩潰的強度。那本書很快成為傑西卡・金斯里出版社的暢銷書之一。我建議你把那本書作為本書的補充，因為本書在我來說就像是《處理崩潰》指導手冊的「前傳」。你現在閱讀的書，可以幫助讀者瞭解焦慮在我們日常生活中所扮演的角色，以及它是如何影響崩潰和／或災難性反應的。在本章中，我將闡述崩潰介入措施的一般準則，並討論有效處理所需的適當行動。我們還將研究一些有良好意圖但不適當的介入措施，這些介入措施可能會對處於困境中的個體造成身體上的傷害。各位可在《處理崩潰》一書中找到更詳細的處理崩潰介入策略。

警語：本章僅聚焦在崩潰／災難性反應事件的有效處理，不會包含鬧脾氣的介入措施。有關鬧脾氣和不良行為的介入措

施，請參閱第六章。

崩潰／災難性反應介入措施的三大主要目標

1. 所有相關人員的安全是最重要的
2. 降低刺激程度
3. 處理手邊的問題

警語：崩潰介入措施僅適用於崩潰和災難性反應，對鬧脾氣無效。

一・所有相關人員的安全是最重要的

在處理崩潰或災難性反應時，安全是第一要務。當自閉症個體狀態開始持續下滑，以至於認知過程受到阻礙，即使狀況輕微，都有傷害自己的風險。戰鬥或逃跑反應一旦引發，他們就無法在認知上辨認周圍的世界，對周遭的環境毫無所知的狀況下，面對四周固有的危險就格外脆弱。舉例來說，如果某個自閉症兒童在崩潰時有逃離龐大壓力源的習慣，那他在繁忙街道旁的操場上玩耍時就需要密切監控。有時僅僅轉身離開一會，就可能產生可怕的後果。要注意可能的隱藏環境觸發因素，例如警車的警笛聲和附近建築物或道路施工的噪音。

在旁觀者看來，突如其來的災難性反應似乎有點沒頭沒腦，孩子在逃離操場之前或許沒有明顯焦慮升級的跡象。這時的孩子是沒有認知意識的，他逃離現場是在恐慌模式下所做出的反應。他們不會記得在過馬路之前要停看聽，只會盲目地衝入車陣，導致可能的致命後果。如果你發現孩子變得稍微有點激動，請立即試著解決原因，如果無法降低孩子的焦慮，請找一個可進行控制的安全地點，例如到你的車子裡，讓孩子被限制在安全區域之內。鎖上車門，以防孩子在狀況升級時打開門逃跑。請記住，任何處於崩潰模式的自閉症個體都缺乏打開車門鎖認知功能。他們可能會摸索或拉扯門鎖的機關，但要打開門是一系列需要認知思維的行動。有時胡亂拍打有可能會解開門鎖，但如果你看到他是有條不紊地完成開鎖所需的步驟，那麼你所面對的就不是崩潰，而是鬧脾氣。如果是鬧脾氣（孩子具有打開車門這種解決問題的認知能力），那麼崩潰介入措施將是無效的，行為管理和落實對不良行為的處置，是處理這種危機的唯一方法。

處理在崩潰階段會逃離的個體，關鍵是要加以限制以確保他們的安全。如果你在一個房間裡，自閉症個體想逃離，你的首要任務不是阻止他們，而是關閉所有的對外通道（門和窗戶）。如果你們是在開放的公共環境，請不要等到個體非常激動時才採取糾正行動，因為時間至關重要。你可能無法準確預測個體會在何時逃離。一旦你注意到焦慮程度升高，就要專心解決問題，或立刻採取先發制人的安全程序，將個體轉移到一個有可能加以控制的場所。

所謂安全也包括確保你自身的安全。如果個體正胡亂踢打和亂丟東西，不要靠他太近。不要將自己當做路障，企圖擋住逃離個體的路，因為他們會直接往你身上撞，把你撞倒在地。如果個體失控逃跑，不要試圖獨自追逐，請向附近的旁觀者求援。如果你是像我一樣的中年人，靠自己跑不過一個敏捷的少年怎麼辦？個體在戰鬥或逃跑反應的影響下，具有難以置信的耐力和力量，是平靜狀況下不會看到的。如果你最終精疲力竭而無法追逐，讓自閉症個體繼續跑，情況怎麼會安全？除非找到一個黑暗、隱蔽的避難所，或讓身體燃燒掉多餘的腎上腺素，否則他們是不會停下來的，這可能需要一段時間，取決於個體的身體狀態。

這點是我要再三強調的：處於戰鬥或逃跑模式的自閉症者，將完全憑本能做出反應。他們無法認出熟悉的地方、人或事物。他們的行為類似一隻想逃離獵犬的受驚野生動物。自閉症者會將包括親近的家人在內的任何人都視為危險來源（追逐他們的獵犬），並逃跑得更快。他們無法控制自己的行為或思緒，身體的反應純粹出自本能。這段時間非常危險，無論是他們或你都可能受傷。

● *自殘行為與安全*

這種情況在介入時經常會導致進一步升級。我並不自豪地承認，在處於極度壓力時，我常常會撞自己的頭。任何從事自殘行為（例如撞頭或咬）的人，甚至不會感受到那一刻他們給自己帶來的痛苦。這是因為當戰鬥或逃跑反應被觸發時，身體的疼痛感受器似乎暫時失效。這是一種從穴居時代繼承下來的本能自我保護模式，讓人類有時間逃離生死攸關的局面。

在崩潰期間自殘的個體甚至不會意識到自己的行為。想要確切找出個體自殘的原因幾乎是不可能的事，因為除了天生有自我傷害衝動的人外，所有人一生中的不同經歷都會影響我們的行為。若要要探究自殘行為的起源，必須針對不同個體量身制定策略，並且絕對不能在崩潰升級期間進行。在崩潰階段，想藉由提供他們最喜歡的物品或娛樂來給予安撫，必然會失敗。為什麼？因為在這種時刻，他們的大腦中並沒有進行任何認知思維。而最常見的介入措施，也就是限制個體繼續自殘行為，是最不安全的。我和無數父母和專業人士談過，他們表示每當在這種情況下試圖約束個體，只會導致行為強度增加，並且會攻擊試圖阻止他們的人。我也曾目睹過許多這樣的事件，約束個體身體只會導致反效果，不會減少傷害行為。崩潰個體的自我保護本能，是攻擊任何進入他個人空間的人，他感覺來者會對他的生存造成身體上的威脅。即使是爸媽也不例外，同樣被視為威脅，並且對他們發動攻擊。

「絕對」不要試圖限制自閉症個體進一步的自殘行為！他們只會抵抗，並增加對自己和對你的攻擊強度。

如何以安全且不加以約束的方式控制這種行為呢？

當然，我的主張並非只在安全距離外觀看，讓他們繼續傷害自己。在此同時，你還必須防止自己受到傷害。因為他們在崩潰的高峰期沒有認知功能，所以不會意識到視野外發生的任何事情。他們會注意到突然的動作，並變得防禦，因此你在採取任何行動時都必須冷靜謹慎，計劃好你的每個動作，好像試圖接近一隻走投無路的受驚野狗一樣。目的是在不碰觸他們的狀況下，防止進一步的傷害。拿起手邊任何柔軟的現成物品，來緩衝他們的行為所造成的衝擊，例如枕頭、毛衣、手提包、靠墊等等。手裡拿著柔軟的物體、小心地從後面接近個體，保持絕對的安靜。如果個體是在撞擊頭部，就將枕頭或柔軟的物體放在他們的頭和牆壁或正在撞擊的任何東西之間。如果他們是在咬或攻擊自己，輕輕地將柔軟的物體放在他們正在攻擊的身體部位上。與他們保持一個手臂遠的距離，移到他們的視野之外，不要說話。如果他們是真的處於崩潰階段，將缺乏認知能力可發現有人放了緩衝物在他們前面。持續這樣做，直到他們平靜下來為止。除此之外，沒有其他安全的方法可以處理完全崩潰模式下的自殘行為。

請記住，在真正的崩潰／災難性反應階段，任何形式的約束都只會導致自閉症個體更強烈地地抗。這對有或無口語能力的個體、嚴重自閉症或高功能自閉症者都適用。任何形式的身體接觸或進入其個人空間，都會被視為對生命的威脅，他們會積極地防禦此類的入侵。別忘了，在這種狀態下他們是憑本能行事，無法對自己的行為負責。他們若感受到任何程度的攻擊性，便會拉高攻擊強度作為回應。在崩潰期間，不要因為任何理由去約束個體，除非是有立即性的生命威脅。

二．降低刺激程度

在確保所有相關人員的環境安全之後，處理崩潰的第二個重點是盡量減少任何可能次要觸發因素的刺激。如果個體在教室裡崩潰，請盡可能關掉頭頂的螢光燈，並讓所有人離開房間以降低噪音強度。雖然我知道這有點不切實際和不方便，但必須不讓自閉症學生因為周圍的人而受到外在感官問題的影響。另外我擔心的點是，一些處於本能自我保護模式的個體可能會將旁觀者視為潛在的威脅，任何朝著狀態惡化的個體的突然移動，都會被解讀為一種侵略行為，讓已經很緊張的個體對最靠近的介入者發動攻擊。理想情況下，當個體的狀態剛開始下滑，但仍具有認知功能能力時，就應該被轉移到刺激性較小的環境中，例如教室裡被圍起警戒線的區域，或到一個特別的獨立房間，讓他們得以減壓。

● *應該如何與處於崩潰中的人溝通*

儘管很難，但始終要以冷靜的方式說話。無論他們怎麼大喊大叫或表現多暴力的行為，你都不要因任何理由提高音量。提高音量只會成為聽覺觸發因素，使已經激動的情況更加複雜。反復使用簡短的安慰語詞，例如：「沒事的，黛比。」或「我在這裡，戴比。」一定要說出他們的名字，因為這對他們有穩定的效果。這很難對從未有過自閉症崩潰經驗的人解釋，但重複叫喚我們的名字，我們有時是可以聽到和識別的，尤其是在崩潰的初始階段。雖然我們可能無法對自己的名字做出反應，但這有助於我們感覺自己不是獨自陷入黑色的深淵。這小程度地提供一點安慰的力量，表示在我們認不得周遭世界的時期，還是有人和我們在一起。一遍又一遍重複同樣的安慰話語，也是一種形式的「仿說」。「仿說」就是一種重複，而重複具有平靜的效果，因為是不變的。

當個體陷入崩潰時，不是提出問題或提供選擇的時候。那時的他們已經在認知上受到挑戰，任何需要更多認知處理的互動只會提高他們的挫敗感，加速崩潰的到來。你必須堅定且負起責任，為他們做決定，這將減輕他們在認知程度降低時試圖運作的負擔。

不要問下列這些問題：

- 你之前被教導在這種狀況下該怎麼做？
- 我要怎麼幫你？
- 你要出去外面玩嗎？
- 你要做其他什麼事嗎？
- 你需要休息一下嗎？
- 你要我叫誰來嗎？
- 如果我留你一個人在這裡，出去找人幫忙，你不會有問題吧？
- 你是要崩潰了嗎？信不信由你，這是自閉症者在陷入崩潰模式時最長聽到，也最不合時宜的問題之一！

在升級模式下向他們提出任何問題，對已經不堪重負的認知處理能力都只是雪上加霜。

三・處理手邊的問題

崩潰介入措施第三個目標，是試圖改正崩潰的根本起因。如果自閉症個體是因為在商店中感覺超載所導致的崩潰，請儘快讓他安全地離開。等他們平靜下來後，也不要回到商店，直到你查明觸發因素，而且手邊有應對的機制——像是刺激工具之類的——為止，或者等到他們有辦法對你說出某句關鍵語，代表他們的感官已達到可忍受的程度。這可能意味著你們不會再進去店裡。找出引發崩潰的原因是否因為商店裡的人數過多，並調整你的日程安排，等人流量少得多的時候再帶個體到商店。

如果是因為預料外的問題導致焦慮程度達到瀕臨崩潰的狀態，請試著提出替代解決方案。例如，如果我在登機口等登機的時候，航班被取消，我的焦慮程度會立即飆升，以至於我只能理解簡短的語句。最有效的介入措施是告訴我，你會為我找一個替代航班。使用簡單的句子，例如：「黛比，我現在就幫妳找另一個航班。」

提供保證、表示你會努力找出一個答案，比如：「黛比，在我們找到可行的解決方案之前，我不會放著妳不管。」這樣的話有助於我平靜下來，因為現在你已經承諾讓不可預測的事情變得可預測。別忘了，我之所以陷入崩潰，是因為劇本驟然偏離，以及突然被滯留在機場所帶來的各種不可預測性。你願意擔起責任，等於提供處於困境中的個體一個解決方案，一個繞開已偏離劇本的 B 計劃。

自閉症個體如果突然偏離劇本，就會進入崩潰模式。而突然和／或戲劇性的改變，就成為了催化劑。你在解決問題時，最好在提供受苦的個體應急計劃和介入措施之前，先確定這些計劃和措施是可行的。還不確定是否真的有機會，就提供解決方案，只會讓局勢更快升級。當不得不捨棄你所建議的解決方案時，他們必然會陷入恐慌模式，更接近崩潰，因為從本質上講，他們內心相信你在這種情況下已無法提供任何協助，他們已經失去所有希望。

● *沒有任何替代解決方案時*

在一生中，總有很多時候會遇到解決問題的替代方案是不可行的。在這些情況下，自閉症個體將不得不忍受無法依賴替代備份計劃的極度痛苦。

舉例來說，你正開車送你的自閉症兒子上學。你記得要遵循例行公事，讓自閉症的提米覺得開車上學是可以預測的，因此沒有壓力。突然間，在已經塞滿通勤車流的主要高速公路的拐彎處，發生一起重大車禍。前方車陣都停了下來，讓急救人員有工作的空間。事故導致道路完全封鎖，所有人都必須等待消防員清理完殘骸。在你們後方也是長串的車龍，不可能倒車到最近的出口。這是一條有水泥分隔島的高速公路，因此也不可能迴轉朝相反方向行駛。提米看到停擺的車陣，開始為上學遲到和錯過第一堂課而恐慌。

在這種情況下，解決問題是不可能的，因為在前方的道路再次允許汽車通過之前，你們都會被困在原地。你無法採取任何措施來改變或修正這種情況。提米正逐漸陷入崩潰，因為遲到和偏離程表而焦躁不已。你必須在他讓自己進入崩潰模式之前，解決他偏離時程表的問題。

提米終將體認到，生活無法被預測來符合他的日常需求。意想不到的事情會發生，儘管會帶來很大的壓力，但他必須學會利用自我鎮靜／應對的技巧和工具來適應它。隨身帶一個自閉症應急工具包，可以讓提米利用任何最適合當前需求的應對策略，幫助他控制自己無法掌控的局面。裡面準備的不會是他為了「感覺良好」而擁抱的東西，而是為了防止焦慮程度升級而必須拼命抓緊的東西。這個「工具包」必須量身定做，以滿足他個人的需求。而且他需要練習，才能適應依賴它們作為自助的策略。

● *利用自閉症應急工具包來降低與崩潰相關的焦慮*

自閉症應急工具包的內容包括刺激工具、感官舒緩物件（sensory objects）及個體特別喜好的物品，重點是對處於激動狀態的自閉症個體要有鎮定或平靜的作用。這個工具包是針對個體的需求量身打造的，可存放在車上，或者交給受委託照顧的人或自閉症個體本人。工具包的內容可一應俱全，也可精簡，這些物品的主要目標是在壓力沈重時提供鎮靜效果。未必一定是有形的物品，也可以是一個文字遊戲，或一段讓他們暢談特殊興趣的時間。這些物品或技巧要經過確定可為個體帶來平靜感，是專門保留給焦慮狀態用的。在焦慮升級期間嘗試新技巧或刺激工具想看它們是否有幫助，有可能導致災難性的後果，因為如果被個體拒絕，只會進一步提高他們的焦慮程度。我們需要熟悉的東西，因為熟悉是可預測的，而可預測才能幫助我們感覺平靜。無論使用的物品或技巧是什麼，都應該只保留給這種緊急情況，避免在沒有壓力的狀態下經常使用而產生脫敏效應。一般來說，無論自閉症的嚴重程度如何，自閉症個體都會在緊張時選擇某些物品，緊抓在手作為安全毯。這些是他們在焦慮時會被吸引的物品，一定要讓他們在激動狀態下方便取得，以幫助調節逐漸上升的焦慮感，應急工具包裡裝的應該就是這樣的物品。自閉症應急工具包的內容可能包括：

- 已知對個體有鎮定效果的、最喜歡的音樂，無論是 iPod、 CD 隨身播放器或是可插入音響系統的 CD。這些音樂必須是個體緊張時喜歡聽的，是為他們量身選擇的（這時你的意見不是重點）。宣稱有鎮靜效果的瀑布和鳥鳴放鬆音樂，對喜歡用硬搖滾來讓自己冷靜的青少年來說毫無用處。請記住，重點不是音樂品味或你的偏好，而是要對緊張的自閉症個體有鎮定的效果。選擇對他們有用的東西，但未必要對你有用。
- 一個柔軟的羊毛——或其他任何最喜歡的材質——絨毛玩具。
- 任何已知在較平靜的時期可以引起個體注意力和興趣的刺激工具。

- 少量他們喜歡聞的特殊香味。我很期待洗衣日，因為我使用的洗衣精有一種我無法抗拒的放鬆香味。有時我會隨身攜帶一小瓶這種洗衣精，以備出門在外時出現可能的高壓狀況。當壓力很大時，我會不引人注意地擰開瓶蓋，在沒人看的時候吸一口氣，或者向周圍的人告退一下，退到隱密的地方去嗅聞。它對我有明確的鎮靜作用。
- 特殊興趣物品可以用來改換注意力的焦點，將思維過程從煩惱的問題轉移到他們最喜愛的興趣上。如果提米喜歡收集閃亮的消防車，那麼就準備一輛他最喜歡的消防車（同款的）在手邊，在壓力大時拿給他，或許可以轉移他的注意力，不再糾結於眼前的問題。我之所以使用「同款」這個詞，是因為收藏品在自閉症個體心目中通常神聖無比，在任何情況下都不能被其他人觸碰到，更別說拿來拿去了。從他們的「收藏」中取出一件物品，只會立即導致極端的負面反應或崩潰。最好買一個同款的物品放在工具包中，讓提米知道家裡的「收藏」完好無損，這樣他就能感覺安心。有時，你或許可以提前與提米討論，在去到某個會讓他不自在的地方或情況之前，是否能打包他收藏的原版消防車去當作緊急措施。如果他同意就可以，否則不要打攪到他個人的特殊愛好物品。
- 最喜歡的文字遊戲，或能一起唱的歌曲。塞車被困在車陣中，或不得不在某個地方等待時，玩一些心理遊戲有助於將注意力轉移到解決問題、試圖「贏得」遊戲上，不再擔心劇本的偏離。發揮創意來利用這些遊戲。有次和一位朋友一起旅行時，因為大城市的交通量讓我備感壓力，於是我們玩了一個字母遊戲。他先說一個以字母A開頭的物品，比如蘋果，然後我必須想出一個以字母B開頭的物品接續下去，例如香蕉，並說出：「蘋果、香蕉。」然後他想出以字母C開頭的物品，說：「蘋果、香蕉、貓。」我們會將字母一直接續到Z，贏得比賽的目標是按正確順序盡可能記住最多的物品。無論你決定進行哪種心理遊戲，關鍵是要讓個體暫時「忘記」當下的問題，參與一個有趣的心理遊戲挑戰。這只能在自閉症個體剛開始焦慮時進行，因為一旦焦慮升高到一定程度，他們的認知能力就無法完全發揮作用。在這種時候，就不要嘗試任何需要集中精神或認知思維的轉移注意力方法。

儘早識別焦慮跡象是預防崩潰的最佳策略

不要等到你發現自閉症個體開始表現出明顯的焦慮跡象時才採取行動，因為這些跡象是焦慮的第一個也是最重要的指標。除非焦慮得到處理，否則只會升級，直到達到無法挽回的臨界點，最後由崩潰接管。因為腎上腺素會在體內積聚，將焦慮程度推到更高，因此你必須嘗試讓個體做一些消耗積聚能量的事來降低腎上腺素。刺激行為的強度不僅有助於降低腎上腺素水準，而且也是他們焦慮程度的關鍵指標。刺激行為越強烈，代表個體越激動。

對有口語或無口語能力的個體，身體運動都是一項鎮靜工具

無論個體身在何處，試著讓他們進行某種身體的釋放都是非常重要的。肢體運動還可以釋放內啡肽，有助於高度激動的個體平靜下來。要求處於焦慮上升早期階段的亞斯伯格綜合症學生，去教材室取一盒筆回來，不僅有助於燃燒部分逐漸高漲的腎上腺素，也能讓注意力由引起焦慮的問題上轉移開來，因為即使是短暫地改變環境，也可能讓大腦得以緩解，停止陷入焦慮狀態。觀察處於壓力中的個體，用你的判斷立來確定這個策略是否合理。如果你給他們這個任務，而他們執行起來有困難，或者似乎更執著於導致他們焦慮的問題，那麼就不需要讓他們繼續完成。他們的焦慮程度已經太高，這樣的策略沒有用。允許他們從事任何所需的刺激行為，如果這樣打擾到周圍的人，請引導他們到一個隱密的地方，讓他們在那裡可以放心地進行，得以冷靜。

如我之前所提過的，當我在公共場合需要拍打雙手來保持冷靜時，我會前往最近的廁所隔間裡，把門關上鎖好，依需要的力道來拍手以自我調節我的焦慮。如果我是開車去到某個地

方的，那麼我會回到自己的車裡。碰到這種情況時，請善加利用任何安靜的私人區域。對於嚴重的自閉症和無口語個體，讓他們根據需要進行身體刺激，如果可能的話，為他們提供一個可以上下跳躍的小型運動蹦床，或者可以坐在上面彈跳的健身球。發揮創意，並提前得知怎樣的職能治療工具對個體是有用的。如果你們是開車出行，不妨嘗試某些手部動作，例如拍手或拍打身體，以及擺動腳和腿等等。關鍵是從事一些需要運動的事，這將有助於「發洩」身體裡為戰鬥和逃跑反應做準備而高漲的腎上腺素。

預先避免崩潰

預先避免是防止崩潰的最有效方法。這聽起來似乎不需要進一步解釋，但事實上是有必要說明清楚的。崩潰通常是無意中造成的，處處為自閉症個體著想的非自閉症者，有時會忘記自閉症個體是沒辦法「休息一下」不當自閉症的 ，而讓他們處於過多認知或感官挑戰的環境中。

我無法忍受擁擠的公共場所，因為身處於龐大的人群之中，隨之而來的感官觸發因素會被大量聚集的人群放大。在帶自閉症個體參加運動賽事之類「有趣」的活動時，許多感官觸發因素通常不會被納入考量，尤其是如果非自閉者因為期待（有時甚至是狂熱）即將到來的比賽而過於投入的時候。無論是運動賽事、遊行、鄉村市集、擁擠的電影院或音樂會，大型集會都會造成感官觸發因素，這些觸發因素很快就會變得難以承受而導致崩潰。要隨時小心感官超載的潛在危險，若與你在一起的自閉症個體經常對某些觸發因素有負面反應，那麼此類活動的危險度就比那還高一百倍。

擁擠的人群藏有感官觸發因素，最佳的避免方法是不要去這些地方

- 擁擠的排隊人群彼此靠得太近。
- 噪音和聲音難以區別。
- 螢光燈或明亮的燈光。
- 意外被人推擠。
- 就座後還需要起身讓別人通過。
- 排長長的隊伍等上廁所。
- 過重的香水或古龍水氣味，或現場販賣的點心氣味過重。
- 突然的噓聲、掌聲或喊叫聲。
- 過多人聚集在密閉空間內造成溫度的變化。
- 為了和噪音抗衡，說話必須調整語調和音量（與旁邊的人交談時幾乎必須用吼的，非常耗費精力）。
- 旁邊的人不斷講手機或與坐在附近的人聊天，造成干擾。

為了讓自閉症的提米與同儕維持良好的社交，好意的大人

們會幫他報名一些課後的運動，像是足球、籃球、美式足球等等，加強他的社交技能和團隊互動。如果自閉症兒童本身已有社交障礙，那麼從事休閒運動——連帶而來的是上面提到的種種感官問題——的額外負擔，可能會超出他的負荷，進而導致崩潰。大人們的原意是想鼓勵他與同儕互動，但將此視為主要目標時，卻忘記考量附加的感官觸發因素，這些觸發因素會因為不得不進行社交的壓力而放大。有時，崩潰是許多觸發因素一起達到高點的結果，是個體暴露在高壓的環境中無法逃脫，使得這些觸發因素不斷累積所造成的。

最後的建議：學著接受崩潰也是你的一部分

我把這當成是一個建議，是因為接下來的提示雖然只會實際應用在一小部分自閉症群體身上，但這個技巧也非常有助於維持我們脆弱的自尊。這就是所謂的「重構」（reframing）。這是在崩潰後的那段時期要進行的，此時自閉症者有機會檢視事情發生的歷程，並克服與當次崩潰相連結的羞愧感。這基本上意味著重新審視崩潰，並將與之相關的負面形象改變（重構）為更積極的形象。藉由以正面的眼光重新思考它，可以幫助我們「感覺」自己不是永恆的失敗者，只是和其他所有人一樣是會犯錯的人類。要遵守對我們來說格格不入的社會標準和規範，會為我們帶來極大的壓力，所以有可能失敗是理所當然的事。將無法控制的崩潰添加在我們的缺點清單上，只會打擊我們的自我價值。大有幫助的做法會是，在崩潰結束之後，不要把它看成是一件非常嚴重、不可等閒視之的事。崩潰不過就是這樣而已，不斷提醒自閉症者每次崩潰的嚴重性來在情感上綁架他們，對他們的心理健康是有害的。

為什麼在看到有人處於不會造成身體傷害的尷尬情況時，我們會笑呢？例如有人在過馬路時褲子突然掉到腳踝，或者看見同事拿起杯子要喝咖啡，卻沒對準嘴巴，把咖啡滴到了襯衫上之類的。對於經歷尷尬的人來說，這可一點都不好笑，我們的笑是一種原諒自己所做過的蠢事的方式。我們嘲笑別人是因為我們可以認同他們，並對自己說：「因為神的恩典，我才有今天。」

即使是「受害者」本人，一旦有機會檢視事情的經過，也會嘲笑自己。像我就經常處於這種情況；大部分情況是由於我的自閉症造成的，如果我不學會嘲笑自己並重構它、讓聽到我悲慘故事的人有同感，我可能會想自殺。我在家鄉的自閉症協會分會的通訊報上有一個定期專欄，就經常寫到這些不幸事件，而且其中許多是曾經導致崩潰的。

在此附上我最新的一篇文章，它重構了一次我幾乎在公共海灘上崩潰的經歷，作為我所倡導的觀念一個範例。我的執行功能技巧（executive functioning skills）不足，似乎是這些不幸情節的催化劑。這在當時一點都不好笑，但幾個月後的現在，我可以從中看出一些幽默。我經常收到讀者的電子郵件，說他們非常喜歡這些故事，這也幫助我以一種建設性的方式去談論這些幾近崩潰、崩潰和執行功能不佳的情節；這種敘述方式也對其他人有所建設和幫助，讓他們產生同理心，將我的頻繁崩潰視為我這個人的一部分，而不是我生活中的嚴重限制。

這起事件是我第一次嘗試在附近的湖邊航行時所發生的。

風把我的帆吹掉了

不久前，我趁著體育用品店的清倉拍賣買了一艘多運動功能充氣船。包裝上的照片看起來令人印象深刻，一個讓我聯想起馬里布海灘上金髮芭比美女的嬌小模特兒，在海灘上向她的朋友揮手，肩膀上掛著裝有這艘充氣船的一公尺手提箱。我心想如果一個體型苗條的女人都可以承受的重量，對於像我這樣關節有問題、稍微超重的中年女性來說，應該不會太重。包裝上還有一個讓人聯想起芭比的男朋友肯尼的黝黑男模特，則享受著產品的多功能樂趣，可以當獨木舟、帆船、風帆，還能拖在快艇後面當筏板。這包裝讓我無法抗拒。畢竟，你看看肯尼和芭比那麼輕鬆不費力的樣子，風帆能有多難呢？

迫不及待地來到湖邊後，我拿出包裝裡的東西進行組裝。第一步是使用腳踏幫浦將底座充氣。充飽氣後，它膨脹成一個約二公尺長、一公尺寬的氣墊。我試圖把它丟進我皮卡車的後車斗，過程非常麻煩。我忘記氣墊已綁上硬塑膠龍骨，因此在抬高充氣船往上扔時，誤判了車斗擋板的間隙距離，導致橡膠船首撞上擋板，猛地往回彈，而仍緊抓著「便攜把手」的我，就跟著一起彈到一公尺外的人行道上。

沒有輕易氣餒的我，後來又組裝起約四公尺高、二公尺寬的桅杆和帆。而唯一將它裝上卡車的方法，就是將桅杆穿過後窗，然後架在副駕駛窗往外延伸足足有快一公尺。

我開車到公共碼頭，旁邊就是一個小沙灘，那天大概有八個家庭在那裡游泳。我將車往上開到到船隻下水坡道旁，我的皮卡車看起來像是被一根巨大的藍白條紋尼龍編織棒針刺穿了一樣，這個不尋常的景象成為眾人關注的焦點。這似乎是非自閉症世界不成文的社會規則，如果你在公共停船點卸下任何類型的船隻的話，就會被當成是精通這項運動的專業人士。我敢肯定，我在卸下裝備時所顯現的對這項運動的過度自信，看起來必定像是曾經完美操作過上千次的專家。

當我乘著嶄新的風浪板上往外划出約三十公尺時，所有人的目光都集中在我身上。而我不知道自己在做什麼的第一個線索是，我忘記玩風浪板是需要風的，但當天完全風平浪靜。為了不想讓自己看起來像個白癡，我把桅杆放倒在充氣船上，開始練習划槳技巧，好像本來就打算這麼做一樣。跪著划動一個一公尺寬的充氣船非常困難，但我持續了一個小時。最後，我終於有足夠的信心開始練習站立，想體驗一下玩風浪板需要怎樣的平衡感。在嘗試站立〇．〇〇三秒後，我發現自己的腿晃動得像兩碗布丁。那一刻我沒有想到，由於兩個膝蓋的韌帶都曾撕裂，我缺乏保持直立姿勢的穩定性和平衡感。我像興登堡號飛船（Hindenburg）一樣猛然墜落，但倒是沒有爆炸起火，而是從橡膠充氣船上彈起，在空中飛行一段距離，完成史上最不優雅的腹部翻轉，直接掉進入離充氣船幾隻手臂遠的水中。

墨鏡從我臉上飛落，瞬間變成一塊五公斤的石頭，在我每次伸手企圖在水中抓住它時，都難以捉摸地拒絕配合。直到今天，它可能還沾沾自喜地棲息在三十公尺深的湖底的某根木頭上。我發現我的遮陽帽正在水面上載浮載沉，於是像一隻黃金獵犬一樣狗爬式地游過去，拿到手後啣在嘴裡，再狗爬式地游回充氣船。

我一爬回充氣船上，就注意到船帆已經完全浸入水下好幾公分。我試著把帆立起來，但是彷彿被湖中女神牢牢抓住，一動也不動。此時我變得非常沮喪和憤怒，所以我趴倒，瘋狂地來回擺動雙腿，希望能利用槓桿原理增加一些拉抬的力量。在這個打撈船帆的過程中，我沒有意識到自己狂扭亂擺四肢的同時，一隻腳正好來回摩擦到唯一的閥杆（幫充氣船充氣或放氣的點）。在一場女性與自然物理定律的史詩般鬥爭之後，我終於感受到勝利的浪潮，因為在一陣強風吹來的同時，帆桅開始往上了。就在我為剛得手的勝利得意洋洋的時候，還是不禁注意到從充氣船的船尾竄出的一串串氣泡，我只能開玩笑地想像這船大概是有腸胃脹氣的問題。

就在桅杆和帆立起一半時，逐漸接近中的暴風雲突然颳起一陣風拉扯著帆，當時我還抓住帆桅用力地向前和向上推，所以一瞬間我實際上是站在船上的。我隨即發現充氣船變得像是海綿一樣，因為它其實在漏氣，而不是有嚴重的脹氣困擾，這下子要維持包裝盒上馬里布海灘肯尼所示範的教科書級完美風浪板英姿，是不可能了。

現在很明顯，我被困在一艘正在下沉的船上了。我不知道如何操縱這個放氣中的氣墊，它開始像野馬一樣狂打轉，先是抬起前端，接著是船尾。我像個布娃娃一樣被甩來甩去。我幾乎要確信，我的多功能水上運動船是被惡魔附身了，而我唯一的救贖全押在一場即興驅魔上。我大吼道：「我斥責你，多運動功能充氣船的惡魔！」但沒有幫助。這時，風毫無預警地突然改變方向，將桅杆扯出底座，桅杆和我一起飛了起來。出於原則，我沒有放開手，因為我還心懷妄想，好像自己仍然可以從這一連串不幸事件中重新獲得控制，以及一絲尊嚴。

狂風時速超過每小時三十二公里。我拼命緊抓著拖在充氣船後面的橫杆（固定在帆的支架上，用來控制方向），這時充氣船展示了包裝盒上沒有的另一項功能……它變成了一艘快艇，現在我正在滑水呢。當這個惡魔附身的邪惡氣墊在湖面上飛馳時，我拼命後仰企圖用自己的體重來減慢它的速度，效果就和抓住汽車保險桿來阻止行駛中的車輛差不多。這時的風實在太猛烈了，因為我沒有劇本（還記得我剛到這裡時是風平浪靜吧），我唯一合邏輯的行動計劃是儘管困難重重，也要堅持下去，直到掌握風帆航行的技巧。讓我更感覺丟臉的是，岸上開始有越來越多人伸手朝我的方向指指點點。我迅速掃視湖面，希望他們看的是我以外的人，不過很可惜，他們的怪胎秀主角就是我。我從來不曾如此努力祈禱尼斯湖水怪是真實的；我期望牠神奇地從蘇格蘭游到緬因州，只是為了在那一刻吞噬我。

在一片騷亂中，我沒有意識到隨著充氣船向岸邊衝，水越來越淺。龍骨卡在一塊巨大的水下岩石上，突然阻止了這隻惡魔怪獸。風這下子真的把帆吹掉了，連帶著讓我像風滾草一樣滾到下水坡道上，桅杆和帆則擱淺在湖岸邊緣的矮樹林裡。當我大口喘著氣時，一群人圍上來問我是否安好。我完全被這個景象嚇壞了，所以低聲說：「我沒事，只是風把我的帆吹掉了而已。」

用較輕鬆的敘述方式將所發生的事情在心理或實際地「重寫」一次，並不會削弱所發生事件的嚴重性。這只會讓其他人將這種情況視為身為人類在這不完美世界中生存的一部分，而不是鉅細彌遺地分析：到底是自閉症的哪些功能失調因素導致了崩潰。有時人們傾向於過度分析，因為某人患有自閉症，就將自閉症缺陷確認是事件的根源。然而並非我犯的每一個錯誤或失誤，都是自閉症的侷限性所導致的直接結果。有時事情就是發生了。也許宇宙創造了這些機會來作為教學工具，提醒我們「放輕鬆」，笑一下吧。

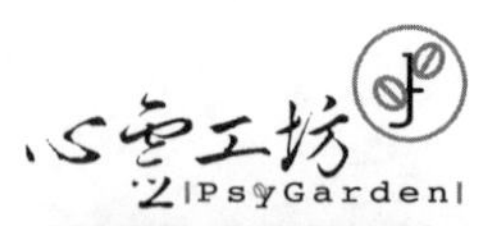

SelfHelp 042

我不是故意發脾氣：認識與因應自閉症者的焦慮與崩潰

From Anxiety to Meltdown: How Individuals on the Autism Spectrum Deal with Anxiety, Experience Meltdowns, Manifest Tantrums, and How You Can Intervene Effectively

黛博拉・利普斯基（Deborah Lipsky）──著　鄭玉英──審閱　殷麗君──譯

出版者—心靈工坊文化事業股份有限公司
發行人—王浩威　總編輯—徐嘉俊
責任編輯—饒美君　封面設計—兒日
內頁排版—龍虎電腦排版股份有限公司
通訊地址—10684 台北市大安區信義路四段 53 巷 8 號 2 樓
郵政劃撥—19546215　戶名—心靈工坊文化事業股份有限公司
電話—02）2702-9186　傳真—02）2702-9286
Email—service@psygarden.com.tw
網址—www.psygarden.com.tw

製版・印刷—中茂分色製版印刷股份有限公司
總經銷—大和書報圖書股份有限公司
電話—02）8990-2588　傳真—02）2290-1658
通訊地址—248 新北市五股工業區五工五路二號
初版一刷—2023 年 10 月　ISBN—978-986-357-329-6　定價—540 元

國家圖書館出版品預行編目資料

我不是故意發脾氣：認識與因應自閉症者的焦慮與崩潰 / 黛博拉・利普斯基 (Deborah Lipsky) 著 ; 鄭玉英審閱 殷麗君譯 . -- 初版 . -- 臺北市 : 心靈工坊文化事業股份有限公司 , 2023.10　面 ;　公分 . -- (SelfHelp ; 42)
譯自：From Anxiety to Meltdown: How Individuals on the Autism Spectrum Deal with Anxiety, Experience Meltdowns, Manifest Tantrums, and How You Can Intervene Effectively

ISBN 978-986-357-329-6（平裝）

1.CST: 自閉症　2.CST: 焦慮　3.CST: 危機治療法

415.988　　112016862